RECHERCHES HISTORIQUES

SUR LA

PETITE VÉROLE

ET SUR

LA VACCINE.

RECHERCHES HISTORIQUES

SUR LA

PETITE VÉROLE

ET SUR

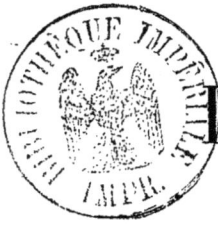

LA VACCINE,

PAR

H. HERBET ET J. LENOEL,

Docteurs en Médecine de la Faculté de Paris, Professeurs à l'Ecole préparatoire
de Médecine et de Pharmacie d'Amiens·

OUVRAGE HONORÉ D'UNE MÉDAILLE D'OR PAR L'ACADÉMIE IMPÉRIALE DE MÉDECINE

DANS SA SÉANCE PUBLIQUE ANNUELLE DU 9 DÉCEMBRE 1862.

AMIENS,

TYPOGRAPHIE DE LENOEL-HEROUART,

RUE DES RABUISSONS, 10.

1863.

INTRODUCTION.

Les attaques auxquelles la Vaccine a été en but depuis plusieurs années, tant de la part de ceux qui nient sa vertu préservatrice de la Petite Vérole, que de ceux qui vont jusqu'à la proscrire entièrement, comme un remède plus dangereux que le mal qu'elle est destinée à combattre, nous ont inspiré le désir de nous éclairer sur les points en litige, de reprendre toute la question au point de vue historique, et par l'examen de ce que fut la Variole et de ce qu'elle est aujourd'hui, par l'étude de l'influence du vaccin sur la santé publique, d'arriver à une opinion appuyée sur des faits précis et avérés.

Investis successivement par la confiance de nos confrères des fonctions de secrétaire de la Société médicale d'Amiens formant le comité central de vaccine du département de la Somme, nous avons trouvé, dans la nature même de nos occupations,

1

un stimulant aux recherches auxquelles nous nous sommes livrés. La lecture d'un nombre assez considérable de travaux originaux, la réunion entre nos mains de matériaux disséminés çà et là dans les auteurs, nous a fait croire qu'un résumé aussi succinct que possible des principaux faits que nous avons dû recueillir pourrait être de quelqu'utilité, en épargnant à nos lecteurs des recherches assez laborieuses et qui exigent la réunion d'une bibliothèque médicale d'une certaine importance.

Après avoir examiné successivement l'origine historique de la Petite Vérole, les diverses opinions émises sur sa nature ; tracé le tableau de ses principales formes, des accidents auxquels elle expose, des ravages qui ont signalé son apparition, nous nous occuperons des différents moyens proposés pour en arrêter le développement et, arrivant à la Vaccine, nous exposerons l'histoire de la propagation de cette découverte, apprécierons les objections qui lui ont été opposées, combattrons les attaques qui ont été dirigées contre elle : Nous terminerons ce travail en essayant de démontrer que si la Vaccine n'a pas réalisé toutes les promesses d'un enthousiasme exagéré, elle est bien loin aussi de donner raison à ses détracteurs et que telle que l'expérience nous la montre, cette découverte de Jenner est digne encore de la confiance et de la gratitude du genre humain.

Nous n'avons pas la prétention d'émettre des idées nouvelles sur une question si souvent et si habilement traitée par tant d'observateurs éminents, ni de décider les points encore aujourd'hui discutés. Nous voulons mettre sous les yeux de nos lecteurs un résumé exact et consciencieux des faits, leur permettre d'apprécier les bienfaits de la Vaccine et de juger le degré de confiance qu'on doit accorder à des attaques, les unes appuyées sur une interprétation erronée de faits vrais du reste, les autres inspirées plutôt par le désir d'une réputation, que donnent quelquefois la négation et le paradoxe, que par l'amour du vrai et du bien.

CHAPITRE I.

Origine de la Petite Vérole.

La Petite Vérole, d'après les récits des missionnaires, était connue en Chine de temps immémorial et l'histoire de ce pays contiendrait des documents précis sur cette maladie remontant à 1122 avant Jésus-Christ, sous Tcheoco (1).

Quoiqu'il en soit de cette assertion des historiens de la Chine qu'il nous est impossible de vérifier ; la Petite Vérole fut inconnue à l'antiquité grecque et latine : Hippocrate n'en fait mention dans aucun de ses ouvrages. Galien, d'après Rhasès, sur le témoignage duquel s'appuie un auteur moderne, M. Verdé Delisle, aurait décrit la Variole ou tout au moins l'aurait indiquée, notamment dans son premier traité *Secundum Genus*, dans son quatorzième livre sur *le pouls*, son neuvième *de usu partium* et dans le quatrième livre *ad Timæum* (2). Mais Rhasès confond dans les ouvrages de Galien ce qui a trait aux tubercules, aux boutons sur le visage (ιανθοι des Grecs, *Vari* des Latins), aux anthrax, à l'érysipèle, à l'herpès, avec la petite vérole dont le nom arabe est *godari,* mot employé

---

(1) Bousquet, *Nouveau traité de la Vaccine*, etc... Paris, 1848.
(2) Rhasès, *Traité sur la Petite Vérole*, traduct. de Paulet, Paris, 1768.

aussi par les traducteurs de cette nation pour rendre les mots grecs ιονθοι, φλεγμοναι et ερπητις (1).

Nulle part on ne trouve dans les écrits du médecin de Pergame une description de la maladie, et certes ses symptômes sont assez apparents, ses suites assez terribles, sa contagion assez évidente pour que ce grand observateur, s'il l'eut connue, l'eut dépeinte de manière à rendre le doute impossible. Ce n'est pas dans quelques passages pris çà et là et dont le sens doit encore être commenté, sinon altéré, mais bien dans un tableau complet, détaillé, qu'on trouverait la preuve que la Variole était connue des anciens. En outre (2), dans aucun des monuments de l'antiquité, pas un portrait, pas une statue, pas une médaille ne présente les stigmates de la Petite Vérole ; des historiens qui, comme Plutarque, décrivent avec tant de détails les traits de leurs héros, ne font aucune mention des marques indélébiles que laisse cette cruelle maladie.

Même silence dans les siècles suivants. Aretée, au troisième siécle de notre ère, dans son *Traité des maladies aiguës et chroniques*, Oribase, au quatrième, dans son *Synopsis medicinæ,* n'en disent pas un mot. Aetius, médecin d'Amida, qui vivait à la fin du quatrième siècle, parle de plusieurs affections cutanées survenant aux enfants mal nourris et les désigne par les mots ελκη Βυβαστικα Ulcères de Bubaste (Bubastis, ville d'Egypte), dont Saumaise a fait Petite Vérole ; mais Goris et Montanus ignorent le sens des mots ελκη Βυβαστικα et Paulet (3) qui rapporte le passage d'Aétius, fait remarquer que celui-ci

---

(1) Paulet, *Traduction de Rhasès*, t. II p. 19, Paris, 1768.

(2) Monfalcon, *Dictionnaire des Sciences Médicales*, en 60 vol. art. *Variole.*

(3) Paulet, *Histoire de la Petite Vérole*, t. I, Paris, 1768.

ne parle ni des signes de la petite vérole, ni des creux qui en sont la suite.

Eusèbe et Nicéphore qui vivaient en Asie, l'un au troisième, l'autre au quatrième siècle, Alexandre de Tralles qui vivait au cinquième ne font mention nulle part de la Petite Vérole.

Daniel Leclercq (*Histoire de la Médecine*) et Astruc (*Traité des Maladies des femmes*) font venir la Petite Vérole de l'Arabie sans toutes fois fixer l'époque de son apparition ; tous deux s'appuient sur ce que ce sont les Arabes et les Sarrazins qui l'ont répandue dans plusieurs parties du monde. Mead (1), d'après un manuscrit arabe de la bibliothèque de Leyde, prétend qu'on la vit naître chez les Arabes en 572, époque de la naissance de Mahomet ; cependant d'après lui elle serait venue de l'Ethiopie. Freind lui donne pour patrie l'Egypte, dont le climat est le plus pernicieux de l'Univers. Trois hypothèses qui ne reposent sur aucun fait précis.

Paulet (2), s'appuyant sur le témoignage de Marius, évêque d'Avenches, qui assista en 585 au second concile de Macon, prétend que la Petite Vérole existait déjà en Europe à cette époque et qu'elle avait désolé la Gaule et l'Italie.

Voici les passages de Marius (3) :

« Anno IV (570) [Cons. Justini Junioris] [Aug. Ind. III.]
» Hoc anno morbus validus, cum profluvio ventris et Variola
» Italiam Galliamque valde afflixit, et animalia bubula per
» loca suprascripta maximè interièrunt. Eo anno mortuus
» est Celsus Patricius. »

---

(1) Cantwel, *Tableau de la Petite Vérole*, Paris, 1758.
(2) Paulet, *Loco citato*.
(3) *Historiæ francorum scriptorum Marii episcopi Chronicon*, t II, p. 12.

« Anno v (571) [Cons. Justini Junioris] [Aug. Ind. iv.]
» Hoc anno infanda infirmitas, atque glandula, cujus nomen
» est pustula in suprascriptis regionibus innumerabilem
» populum devastavit. »

Le mot *Variola* contenu dans ce passage est la seule preuve
que l'on puisse alléguer de l'existence de la Variole à cette
époque ; rien du reste ne ressemble à la description de cette
maladie, l'existence du *Profluvium ventris* comme signe constant et principal ne s'accorde même pas bien avec ce que
nous savons de la Petite Vérole, dans laquelle la diarrhée est
loin d'être un symptôme dominant. Les Latins par *Vari*
(*ιανθοι*) entendaient des tubercules, des boutons au visage et le
mot de *Variola* ne fut employé dans le sens de Petite Vérole
qu'au douzième siècle, par Etienne Phils, celui-ci le prit
de Constantin l'Africain et après lui les traducteurs des Arabes
en adoptèrent l'usage.

Grégoire de Tours, qui rapporte tous les évènements
remarquables accomplis de son temps, signale la peste de 571,
dont parle aussi Marius, mais ne dit rien de la maladie de
l'année précédente qui, étant la Petite Vérole, n'eut pas manqué d'attirer son attention.

Une autre raison pour nous de croire que la maladie dont
parle Marius n'est pas la Variole, c'est que Paulet lui-même
ajoute qu'on n'en trouve aucune mention dans les auteurs de
ce siècle, qui pourtant sont en assez grand nombre.

Grégoire de Tours, seul dans le passage suivant (1), décrit
une maladie en 580 qui semble à Paulet ne pouvoir être
autre que la Petite Vérole :

---

(1) Grégoire de Tours, *Historia francorum*, liv. 5 sect. 35.

« Sed hæc prodigia gravissima lues est subsecuta, nam
» discordantibus regibus, et iterùm bellum civile parantibus,
» dyssentericus morbus pœnè Gallias totas occupavit. Erat
» enim his qui patiebantur valida cum vomitu febris, renum
» que nimius dolor, caput grave, vel cervix. Ea verò quæ
» ex ore projiciebantur, colore croceo, aut certè virida erant ;
» à multis autem afferebatur venenum occultum esse. Rusti-
» ciores verò Coriales (*ou* Corales) hoc pustulas nominabant.
» Quod non est incredibile quia missæ in scapulis sive curibus
» ventosæ, procedentibus, erumpentibusque vesicis, decursâ
» sanie, multi liberabantur ; sed et herbæ quæ venenis
» medentur, potui sumptæ, plerisque præsidia contu-
» lerunt. »

Ces mots de Grégoire de Tours, contiennent en effet
quelques traits de la Petite Vérole, mais seulement de ceux qui
lui sont communs avec d'autres maladies, et plusieurs traducteurs, M. Guizot entr'autres, ont vu dans les mots *Corales
pustulas* le feu saint Antoine ou l'érysipèle.

L'examen attentif des auteurs que nous venons de citer
nous donne sinon la certitude, du moins de graves raisons de
penser que la Petite Vérole n'a pas existé en Europe avant la
fin du sixième siècle. En effet les passages que nous avons
rapportés plus haut sont obscurs, tandis que dans les auteurs
qui suivent nous allons voir des descriptions nettes, précises,
où l'éruption, sa marche, ses suites, qui sont à proprement
parler les signes frappants et caractéristiques de la maladie,
sont clairement dépeintes.

La première description de la Petite Vérole fut faite au
septième siècle par Ahron, médecin d'Alexandrie. Déjà très
commune chez les Arabes elle fut portée par eux en Egypte,
en Syrie, en Chaldée, dans la Mésopotamie, en Perse d'où,

d'après Freind (1), elle envahit la Chine, la Tartarie et la Mingrélie.

Au huitième siècle elle parut avec les Sarrazins en Sicile, dans le royaume de Naples, en Espagne, dans le midi de la France. L'Histoire des Sarrazins désigne clairement cette redoutable affection ; on voit des Califes en mourir, d'autres en être marqués.

Tous les médecins arabes du neuvième siècle, époque de la plus grande civilisation arabe, mentionnent ou décrivent la Variole ; le plus célèbre est le persan Abu-Beker-Mohammed dit Rhasès, de Ray ou Rey, ville de Perse.

Dans le traité (2) que nous a laissé cet auteur, on trouve les causes, la fréquence, l'indication des symptômes, du traitement, et de plus la distinction au point de vue du pronostic des formes graves et des formes bénignes de la maladie.

Avicenne et Hali Abbas, au dixième siècle, décrivent la Petite Vérole dont, d'après le président Fauchet (3), mourut en 962 Beaudouin le jeune comte de Flandres.

Au onzième siècle Constantin l'Africain dépeint ainsi la maladie qui nous occupe (4) :

« Variolæ sunt multæ pustulæ in toto corpore, aut ex » majori parte dispersæ, aut in uno membro, in aliis verò » non . . . .

» Illæ pustulæ quæ in initio sunt parvæ, augmentantur et

---

(1) Freind, *Histoire de la Médecine*..... Paris, 1728, in-4°.

(2) Rhasès, *Traité sur la Petite Vérole et la Rougeole* (trad. de Paulet), Paris, 1768.

(3) Fauchet, *Antiquités françaises.*

(4) Summi in omni philosophia, viri Constantini Africani medici operum reliqua. . . . . Basileæ, 1539, 1 vol. in-folio.

» rotundantur et consterantur, et effectæ lucidæ velociter
» aperiantur. Quæ apertè dealbantur, et sicut perna delūci-
» dantur habentes pruriginem atque duritiem . . . . .
» Si autem de sanguine sint (carnes) crasso et melancholico
» et pessimæ qualitatis in initio pustulæ sunt liquidæ, medio
» punctum nigrum habentes. Quumque augmententur, dila-
» tantur et altera alteri conjungitur. Neque rotundantur sed
» earum forma in lateribus diversat. Color earum lividus
» atque plumbeus, cinerinus, aut citrinus, apertè habent pu-
» tredinem et ardorem. . . . . . Hujusmodi pessimæ
» sunt et mortales. . . . .

» Universalis significatio Variolæ in initio est febris et
» inflatio in facie et temporibus et gutturi et Arteriis ma-
» joribus, prurigo in natibus, et rubor in membro ubi
» nascitur, asperitas in linguâ, in capite gravitas. Quæ
» signa quum videntur cum febri continuâ, certificatur Va-
» riola ventura. » (De Communibus medico cognitu neces-
sariis locis. Lib. VIII, cap. XV).

Ce ne fut qu'à l'époque des Croisades que la Petite Vérole
se répandit dans toute l'Europe, les Croisés la portèrent pour
la première fois en Pologne, en Allemagne, en Angleterre,
tandis que depuis longtemps déjà elle sévissait dans l'Europe
méridionale. Elle continua à se propager pendant le treizième
siècle et c'est seulement à la fin du quatorzième que retardée,
mais non arrêtée par le froid, elle apparut en Moscovie, en
Norwége et en Laponie. Dès 1285 Bernard Gordon, professeur
de médecine à Montpellier, la regardait comme très fréquente
et très répandue en France (1).

_____

(1) Paulet, *Histoire de la Petite Vérole*.

De l'Europe elle s'étendit dans le monde entier ; en 1517, vingt-cinq ans après la découverte de l'Amérique, les Espagnols la propagèrent à Saint-Domingue qui fut presqu'entièrement dépeuplée ; en 1520 elle fut introduite au Mexique par un nègre et le premier qui en mourut fut le frère de Montezuma. Ses ravages furent tels que les Américains firent, de l'apparition de la Petite Vérole sur le nouveau continent, une époque invariable pour compter les années comme étant la date du plus funeste évènement qui leur soit arrivé (1). Cependant elle était encore limitée au Mexique et à quelques iles, l'Amérique du nord et le Brésil n'en furent infectés qu'au dix-septième siècle, époque où elle se montra aussi dans les Indes, aux Moluques, aux Philipines. Enfin au dix-huitième siècle seulement elle s'étendit jusqu'au Groenland (1735).

---

(1) Monfalcon, *Dictionnaire des Sciences Médicales*, (Art. *Variole*).

CHAPITRE II.

Nature de la Petite Vérole.

Les faits qui précèdent nous permettent d'établir notre opinion sur la nature de la Petite Vérole. En effet, en niant avec la plupart des auteurs modernes que cette maladie ait été connue des anciens, en la faisant apparaître pour la première fois en Europe avec les conquérants Arabes, s'y étendre à la suite des Croisades, se répandre dans le monde entier par le développement du commerce et des relations des différents peuples entr'eux, nous montrons déjà que, pour nous, comme pour l'immense majorité des médecins, la Petite Verole ne saurait être le produit d'un germe inné, que cette maladie ne saurait exister en puissance dans l'organisme de chaque individu, pour ensuite se développer quand des circonstances favorables viennent vivifier le germe latent.

Mais comme cette hypothèse du germe inné de la Petite Vérole a compté et compte encore des partisans, comme on s'est appuyé sur elle pour établir la nécessité et même l'utilité de cette affection, nous croyons devoir nous arrêter un moment sur cette opinion, la discuter, et s'il nous est possible en démontrer la fausseté.

La première idée du germe inné de la Variole nous la

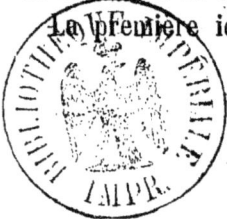

trouvons dans Rhasès (1). Celui-ci suppose les qualités du
sang tout-à-fait différentes dans l'enfance et dans l'adolescence. Pour que le sang des enfants devienne du sang de
jeunes gens il faut, dit-il, qu'il fermente comme le moût de
raisin pour devenir du vin. Cette fermentation n'a pas lieu
d'une manière insensible, mais bien d'une manière brusque
et violente, et la Petite Vérole est l'expression de cette fermentation, dans laquelle le sang des enfants, trop chaud,
trop chargé d'humeurs, se débarrasse de cet excès et prend
les qualités qu'il doit avoir dans l'adolescence. Une preuve
pour Rhasès de la vérité de l'opinion qu'il émet, c'est que
sur tous les hommes, à peine un ou deux, échappent à la Petite
Vérole. De plus, c'est au printemps et à l'automne, à l'époque
où la fermentation est plus active qu'apparaît aussi le plus
grand nombre des Petites Véroles.

Mais cette maladie n'est point l'apanage exclusif de l'enfance? cela tient, d'après Rhasès, à ce que parmi les jeunes
gens, les uns auraient eu dans l'enfance une Variole trop
légère et incapable de purger le sang des humeurs qui le
corrompent ; les autres auraient eu un sang tellement chaud
et chargé d'humeurs, que la première crise aurait été impuis-
sante à en débarrasser l'organisme ; d'autres enfin, maigres,
secs, sans vivacité, sans chaleur, verraient la fermentation
retardée n'avoir lieu que pendant leur jeunesse. Quant aux
vieillards, la Variole chez eux est une exception, elle résulte
de ce qu'ils sont, à certaines époques, exposés à un air putride et pestilentiel, lequel dispose essentiellement au développement de la chaleur et des humeurs dans le sang,
et par suite à la corruption de ce liquide.

(1) Rhasès, *Traduction de Paulet, loco citato*, chap. I, p. 17 et suiv.

La théorie de Rhasès, si elle n'est vraie, a du moins le mérite d'être très ingénieuse, sa comparaison des phénomènes de la maladie avec ceux de la fermentation, présente un côté spécieux qui ne déplaît pas au point de vue de la description ; mais les raisons sur lesquelles il s'appuie pour soutenir l'existence d'un germe inné ne supportent pas un examen attentif.

Quoi ! pour modifier la constitution de l'enfant, pour en faire un jeune homme, pour assurer le passage de l'enfance à l'adolescence, où l'habitude du corps, le son de la voix changent profondement, où, selon l'expression de Paulet (1), le sexe se décide, la nature, dont les procédés sont si admirables, si bien appropriés au but qu'elle se propose, n'aurait rien trouvé de mieux que d'exposer l'organisme à l'une des plus grandes causes de destruction qui puissent le menacer. Cette supposition seule révolte la raison !

Il est vrai, comme le remarque Rhasès, que c'est dans l'enfance qu'à lieu la plus grande fréquence de la Variole, mais la plus grande activité de la circulation, la prédominance du système absorbant, la mollesse et la laxité des tissus sont des conditions qui favorisent l'intromission et le développement de la matière variolique.

Rhasès prétend et plusieurs écrivains de nos jours ont répété d'après lui, que la Petite Vérole est le résultat d'un changement essentiel dans les humeurs, et d'une crise nécessaire pour passer de l'enfance à la jeunesse. Comment alors l'inoculation peut-elle faire naître la maladie à son gré, pour ainsi dire et à tous les âges ? sur quelle donnée repose ce prétendu changement dans les humeurs ? l'analyse chimique, les recherches les plus attentives n'ont montré aucune modi-

---

(1) Paulet, *Traduction de Rhasès*, p. 86, Paris, 1768.

fication dans le sang des jeunes gens après la puberté ; le sang de l'individu est identique dans sa composition avant et après la Variole ; un ferment, s'il existait, décélerait sa présence par des réactions particulières.

L'argument qui consiste à dire que tous les hommes ont la Petite Vérole n'a pas une valeur plus grande. En effet, un certain nombre, le sixième à peu près, échappaient à ses atteintes dans les contrées même qu'elle avait déjà envahies ; en outre nous avons vu dans le chapitre précédent que bien des pays en ont été exempts pendant fort longtemps : jusqu'au dix-septième siècle, le Brésil, l'Amérique du nord ; jusqu'au dix-huitième, le Groenland où, d'après les observations faites dans le voyage récent du prince Napoléon, elle exerce en ce moment de si cruels ravages.

On pourrait prétendre que le germe de la Variole est transmis par un varioleux à toute sa postérité, et que de là date pour ses descendants la nécessité de la Variole. Comment alors se fait-il que cette maladie ne soit pas héréditaire et que le fils d'un homme qui en a été atteint puisse parfaitement en être exempt.

Certains auteurs ont essayé d'expliquer le germe inné de la Petite Vérole, ils le font provenir de la corruption des eaux de l'amnios, du sang des règles de la mère, du lait de la nourrice, de la rétention du sang dans le cordon chez les enfants nouveaux nés (Chr Digby) ; de la piqûre d'un insecte venimeux (Lister) et autres hypothèses que Fueldèz (1) s'est donné la peine d'énumérer et de discuter.

Ainsi l'hypothèse du germe inné de la Petite Vérole ne

---

(1) Fueldèz, *Observations curieuses touchant la Petite Vérole, vraye peste des petits enfants et le Bezahar*, son antidote. : . . Lyon; 1645, in-8°.

saurait être admise ; germe inné qui n'aurait pas existé de tous temps, dans tous les pays, chez tous les hommes ; apparu seulement au sixième siècle en Europe, s'y étant propagé lentement, n'ayant envahi quelques parties du monde que dans le dix-huitième siècle. En vérité on serait aussi fondé à dire que tous les hommes ont la syphilis à l'état de germe latent.

La Petite Vérole, maladie accidentelle et se transmettant par contagion, n'est pas le produit d'un germe inné et par disposition et aptitude à la Variole, on doit entendre seulement que l'organisme est impuissant à résister à la contagion (1). La cause première nous échappe comme celle de la plupart des maladies, mais son mode de transmission, soit par un virus inséré dans l'économie, soit par l'impression de miasmes contagieux , n'est douteux pour personne. C'est une maladie spécifique, virulente ; en effet, l'inoculation la reproduit toujours avec les mêmes caractères, et les différences qu'on observe ne portent que sur la quantité de l'éruption, la gravité des symptômes généraux et non sur la manifestation de la maladie toujours la même. La contagion de la Petite Vérole n'est niée aujourd'hui par personne. Les faits qui la prouvent, dont plusieurs ont été rapportés par nous dans l'histoire de la propagation de cette maladie , sont nombreux et universellement admis. Dans les cas même où l'origine de la maladie nous échappe, il est permis de croire que c'est la contagion qui lui a donné naissance, mais dans des circonstances trop obscures ou trop mal étudiées pour qu'on puisse suivre sa marche pas à pas. Les auteurs nous rapportent des faits de contagion se pro-

---

(1) Bousquet, *Nouveau traité de la Vaccine*, Paris, 1848, p. 33.

duisant dans des circonstances qui auraient pu échapper à des observateurs moins attentifs.

Nous la voyons transmise à une jeune fille par une lettre que lui écrivait son frère affecté de cette maladie. Des individus prennent la Petite Vérole en entrant dans un appartement inhabité où un varioleux était mort trois mois auparavant (1).

A Louisbourg, au cap de Bonne-Espérance, à Leipsick, elle se développe chez des blanchisseuses lavant le linge de varioleux.

Kirkpatrick a vu la Variole survenir sur un homme qui avait couché dans un lit occupé autrefois par un varioleux. La fille du valet de chambre du duc de Chartres prit la Petite Vérole en maniant un linge qui avait servi, quatre ou cinq mois auparavant, à panser les plaies produites par l'inoculation de ce prince.

Le docteur Alibert de Castelnaudary, en 1845, voyant la Variole régner à Jarrigal (Aude), défendit toute communication entre ce village et celui de Saint-Amand, éloigné de deux kilomètres ; mais une femme qui était très marquée de la Petite Vérole crut qu'elle pouvait continuer sans danger les visites qu'elle faisait à sa mère malade. Elle n'eut pas la Petite Vérole, mais la transmit à ses trois enfants, dont deux moururent (2).

Un de nos confrères nous a cité le fait d'un de ses clients qui, à la chasse, prit la Petite Vérole en entrant pour se

---

(1) *Traité de la Petite Vérole tiré des commentaires de G. Van Swietten sur les Aphorismes de Boerhaave avec la méthode curative de M. de Haen,* Paris, 1776. p. 8, (par Duhaume).

(2) Bousquet, loc. cit. p. 35 et 36.

rafraichir dans un cabaret où était un enfant varioleux. Cette circonstance ne fut connue que deux mois après.

Maret (1) fit des expériences pour savoir combien de temps les miasmes varioliques conservent leur puissance, au bout de cent jours ils n'ont rien perdu de leur activité. D'après Paulet, les croûtes exposées à l'air ne perdent qu'au bout de dix mois et même d'un an la propriété de transmettre la variole ; conservées à l'abri du contact de l'air, elles peuvent même après trois années reproduire la maladie. Des métaux, des tissus imbibés de pus variolique ont été, au bout de huit mois, le point de départ d'une contagion.

Ainsi pour nous la Petite Vérole naît toujours par contagion, soit que le principe contagieux ait pénétré dans l'économie par un contact immédiat avec une personne affectée, soit qu'il ait été transmis par tout autre véhicule.

La contagion ne rencontre pas toujours un terrain aussi bien préparé, aussi dans certains cas nous voyons la Petite Vérole se propager et régner épidémiquement, dans d'autres, au contraire, se borner à un petit nombre d'individus ; c'est ici qu'interviennent les conditions de climat, de saison et d'atmosphère dont l'influence, mal connue, est cependant incontestable.

Nous ne croyons donc pas que dans les circonstances actuelles la Petite Vérole puisse naître sans contagion et spontanément. L'objection que, puisque la Petite Vérole est née une première fois d'elle-même, le même fait peut encore se reproduire, nous touche peu ; bien que nous admettions

---

(1) Maret, *Mémoire sur les moyens à employer pour s'opposer aux ravages de la Petite Vérole.* . . . . Paris, 1780 p. 46.

que la réunion des mêmes circonstances qui l'ont fait naître une première fois puisse encore lui donner naissance. Mais si cela a lieu, cela est excessivement rare. Quel est le médecin qui ajouterait foi à un malade qui, s'appuyant sur le même ordre d'idées, prétendrait que la syphilis est chez lui spontanée.

L'histoire, en effet, nous prouve que jamais la Petite Vérole ne s'est montrée dans un pays où elle n'avait pas encore existé, qu'après qu'elle y a été transportée par des individus varioleux.

CHAPITRE III.

De la Petite Vérole naturelle.

Il n'entre pas dans le plan que nous nous sommes proposé de décrire longuement la Petite Vérole, nous nous contenterons d'emprunter ici les traits principaux de son histoire à l'ouvrage remarquable de M. le docteur Bousquet (1).

En général l'incubation de la Petite Vérole dure au plus sept à huit jours. Les prodromes de cette maladie sont la fièvre, des frissons, la chaleur, la fréquence du pouls, l'agitation, ils offrent pour caractères spéciaux une douleur siégeant à la région dorsale ou lombaire, la céphalalgie, des nausées, des vomissements, une douleur épigastrique, souvent de la constipation.

Le quatrième jour de l'invasion de la maladie, quelquefois plus tôt, rarement plus tard, paraît l'éruption, coïncidant avec une rémission dans les symptômes généraux. Les boutons se montrent d'abord au visage, puis sur le cou, à la poitrine, aux mains et ensuite sur les autres parties du corps. Ce sont d'abord des petits points rouges que l'on a comparé à des piqûres de puce ; ces papules grandissent promptement

---

(1) Bousquet, *Nouveau traité de la vaccine.* . . . . . p. 40 et suiv., Paris, 1848.

et en même temps survient souvent une douleur à la gorge qui indique que l'éruption s'est étendue à cette partie.

Ces papules, au bout de trois jours, deviennent des vésicules, elles commencent à blanchir, s'aplatissent, s'ombiliquent, c'est-à-dire se dépriment dans leur centre. En même temps la peau participe au travail inflammatoire et, vers le huitième jour, les espaces qui séparent les vésicules rougissent et s'enflamment. Cette rougeur est d'autant plus vive et s'accompagne d'une tuméfaction d'autant plus marquée que les vésicules sont plus nombreuses. L'enflure se montre d'abord au visage, et si des boutons se sont développés sur les paupières, celles-ci se gonflent et produisent l'occlusion des yeux ; quelquefois même l'éruption s'étend à la conjonctive qu'elle envahit, tantôt d'emblée, tantôt par inoculation. Les mains et les pieds se tuméfient aussi.

Du huitième au onzième jour, le liquide séreux que contenaient les vésicules change de nature et devient de véritable pus, c'est la période de suppuration qui est accompagnée souvent de fièvre et de symptômes généraux assez graves.

Le douzième jour, l'enflure du visage et des mains diminue, les pustules se flétrissent, se sèchent, se couvrent de croûtes brunes ou noirâtres qui se dessèchent complètement et se détachent vers le quinzième jour. Les points de la peau occupés par les pustules sont couverts de taches rougeâtres, violacées qui tantôt s'effacent complètement, tantôt sont remplacées par des cicatrices indélébiles. Telle est la marche que suit la Petite Vérole dans sa forme *discrète*.

Dans quelques cas elle est encore plus bénigne ; les prodromes sont à peine marqués, l'éruption est peu abondante, ou bien les boutons qui se sont montrés en assez grand nombre ne parcourent pas toutes leurs périodes, se flétrissent, se sèchent avant d'entrer en suppuration. Dans d'autres cas, des prodromes violents sont suivis d'une éruption insignifiante ou même tout-à-fait nulle (*febris Variolosa sine Variolis*).

Mais il n'en est pas toujours ainsi, à la suite de symptômes précurseurs ordinairement violents, apparaît la Variole dite *confluente :* Variole caractérisée par une éruption au visage si abondante que les boutons s'y touchent et s'y confondent. L'éruption se montre à peine deux ou trois jours après l'invasion et la maladie est d'autant plus grave que ce terme est plus court. Les boutons naissent sur le visage en nombre tellement considérable qu'il semble que la place leur manque ; de là, ils s'étendent rapidement au reste du corps.

Vers le quatrième jour de l'éruption les symptômes généraux, surtout le frisson et la fièvre, reparaissent ; c'est la *fièvre secondaire* ou de *suppuration* qui quelquefois s'observe dans la Variole discrète, mais jamais avec la même intensité que dans la Variole confluente. La période de suppuration est le moment dangereux de la maladie ; suivant Sydenham, le onzième, le quatorzième et le dix-septième jour sont particulièrement à redouter.

La suppuration dure longtemps, les pustules se rompant laissent échapper une matière sanieuse qui, à l'air, forme des croûtes brunes, noirâtres, épaisses ; pendant toute la durée de la suppuration ces croûtes tombent et se reforment de nouveau. Enfin leur chute définitive laisse des marques, des cicatrices profondes et qui ne disparaissent jamais.

Nous avons dit que vers le quatrième jour de l'éruption les malades éprouvent souvent une douleur de gorge, indice d'une éruption sur les muqueuses. A l'époque de la suppuration, ces pustules, quand elles sont abondantes, gonflées par le pus, gênent la déglutition, interceptent le passage de l'air et mettent souvent le malade en danger de périr de suffocation.

Ces Petites Véroles sont dites *régulières*, il en existe aussi d'irrégulières. Ce sont : les Varioles *cristallines*, dans lesquelles, au lieu de pus, les boutons ne contiennent qu'une sérosité limpide ; *siliqueuses*, dont les pustules aplaties ressemblent à des gousses vides ; *verruqueuses* où pour la forme et la dureté, les pustules ressemblent aux verrues. Les Petites Véroles verruqueuses sont très rares et toujours mortelles. Les Varioles *pétéchiales* sont celles où l'éruption est accompagnée de pétéchies, indices presque toujours certain d'une terminaison funeste.

Nous dirons bientôt quelle effrayante mortalité était le résultat de la Petite Vérole avant la découverte de la vaccine. Mais la mort n'était pas la seule conséquence grave de cette maladie ; presque toujours la finesse des traits, l'élégance du visage étaient cruellement altérées ; des cicatrices déprimées, blanchâtres, quelquefois brunes, couturaient le visage et lui donnaient cet aspect désigné vulgairement par les mots de *figure grêlée*. Trop souvent des pustules se développant sur le globe de l'œil étaient l'origine d'ulcérations qui perforaient la cornée, alors une difformité ineffaçable, souvent même la perte de la vue, en étaient la conséquence. Avant la découverte de la vaccine, sur cent aveugles un tiers l'était devenu à la suite de la Petite Vérole ; en 1772, les cinq enfants d'un tondeur de draps de Sédan furent affectés de Variole, quatre devinrent aveugles, le cinquième perdit un œil.

CHAPITRE IV.

Mortalité causée par la Variole avant la découverte de la Vaccine.

De toutes les maladies qui ont désolé le monde, aucune n'a inspiré plus d'effroi que la Petite Vérole. En effet, « l'*Histoire de la Médecine,* » dit M. Husson (1), qui emprunte ce passage au travail de Dézoteux et Valentin, « apprend qu'il y a
» des épidémies varioleuses si meurtrières que des familles
» entières ont été enlevées, des villages dépeuplés, des tra-
» vaux de manufactures arrêtés, des villes commerçantes
» ruinées, des provinces dans la désolation, quelquefois le
» cours de la justice suspendu. Si l'on s'en rapporte à quelques
» écrivains qui ont rapproché le nombre des morts de celui
» des personnes mutilées ou défigurées par cette affreuse
» maladie, il faut admettre que le quart du genre humain est
» victime de ses effets. »

Tous les écrivains, et parmi eux nous citerons Jurin, Mathéo, Bernouilli, Montucla, Lacondamine, d'Alembert, s'accordent à dire que un quatorzième au moins de tous les décès était dû à la Petite Vérole, que sur onze malades deux périssaient, de sorte que la proportion des morts aux survivants variait entre un sur sept et un sur cinq.

_____

(1) Husson, *Recherches historiques et médicales sur la Vaccine,* Paris, 1803.

Nous trouvons dans l'ouvrage de Dézoteux et Valentin (1) la relation d'un grand nombre de faits qui permettent de prouver que cette évaluation n'est pas exagérée.

Ainsi les extraits mortuaires de Genève, de 1581 à 1772, donnent cent seize mille neuf cent trente-cinq décès, dont sept mille deux cent quatre-vingt douze dus à la Petite Vérole, c'est-à-dire un seizième au moins.

A Londres, de 1661 à 1772, il est mort deux millions cinq cent trente-huit mille quatre cent cinquante individus, et sur ce nombre cent quatre vingt treize mille quatre cent trente-deux, c'est-à-dire plus d'un sur quatorze avait été enlevé par cette redoutable affection. Bernouilli, d'après les nécrologes de Londres, de Vienne, de Breslaw, a établi que le nombre des victimes de la Petite Vérole était égal au treizième des hommes qui succombaient.

De 1744 à 1763, d'après Monro, vingt-trois mille trois cent trente-deux personnes sont mortes à Edimbourg, dont deux mille quatre cent quarante-et-une, c'est-à-dire plus d'une sur dix de la Variole.

La proportion d'un treizième du nombre total des décès se retrouve à la Haye, de 1755 à 1769 il y eut dix-huit mille six cent soixante-et-onze morts, dont mille quatre cent cinquante-cinq varioleux. Enfin, dans un bill général de mortalité de la ville de Londres, on voit que sur vingt-trois mille neuf cent onze personnes décédées depuis le 10 décembre 1765 jusqu'au 16 décembre 1766, deux mille trois cent trente-quatre étaient mortes de la Petite Vérole.

Dans le dix-septième siècle la Petite Vérole fit des ravages

---

(1) Dézoteux et Valentin, *Traité historique et pratique de l'inoculation*, Paris, an VIII.

considérables et Hostius, cité par Dézoteux et Valentin, nous la montre parcourant l'Egypte, la Crète, la Grèce, la Turquie, l'Italie, la France, les Pays-Bas, s'étendant de là en Angleterre, en Allemagne, en Pologne et même en Russie, de sorte, ajoute Hostius, « que dans le cours d'une année (1614) elle » envahit successivement toute l'Europe et y amena une dé- » population effrayante. »

Des épidémies varioleuses se montrèrent aussi dans le dix-huitième siècle, elles envahirent les grandes villes de France et en 1744, à Montpellier, deux mille enfants périrent (1). En 1720, à Paris, vingt mille personnes succombèrent dans une affreuse épidémie « qui débuta à la fin de » l'automne de l'année 1719, dans laquelle rien n'était » capable d'arrêter le cours rapide des accidents, et très » peu de malades étaient assez heureux pour échapper à » leur violence (2). » D'autres épidémies suivirent encore jusqu'en 1769 où la Petite Vérole fit des ravages considérables (3). En 1759, à Berlin, elle a enlevé la moitié, même les trois quarts des individus qu'elle attaquait. En 1770, La Variole, à Toulouse, s'attaquait de préférence aux adultes et les immolait tous à sa rage (4).

« Je me rappelle avec horreur, dit Muschembroeck, les » ravages que fit la Petite Vérole dans Utrecht en 1729, » jamais elle ne fut si maligne, ni si contagieuse : il n'était pas » possible de répondre de la vie d'un malade ; les médecins

---

(1) Lafosse, D. M. *Encyclopédie*, in-8°, t. XVIII p. 170.
(2) *Dictionnaire universel de Médecine*, traduit de l'Anglais de James par MM. Diderot, Erdous et Toussaint, in-folio, Paris, 1748.
(3) Dézoteux et Valentin, *Loco citato*, p. 118.
(4) Bousquet, *Loco citato*, p. 64.

» les plus habiles étaient, à tous moments, trompés. . . .
» . . . . Je suis honteux de parler si longtemps d'une
» maladie qui est la honte et l'opprobre des médecins (1). »

Vers la fin du dix-huitième siècle la Variole sévissait encore en Europe, en France et particulièrement à Paris, où le nombre des victimes était évalué à treize ou quatorze mille en 1797 ; évaluation probablement exagérée. Cependant dans les quatre premiers mois de l'an II, le quart des décès à Paris fut causé par la Petite Vérole et en 1800, dans la principauté de Bayreuth, sur dix mille deux cent trente-trois morts il y avait mille huit cent quarante-trois varioleux.

Ainsi, par des documents certains, il est établi qu'au moins la quatorzième partie du genre humain périssait victime de la Petite Vérole en Europe. Si nous ajoutons foi aux récits des historiens et des voyageurs nous voyons, dans d'autres contrées, cette proportion déjà si effrayante souvent et cruellement dépassée. Introduite en 1517 à Saint-Domingue, elle fit disparaître presque toute la population indigène et quelques années plus tard, au Mexique, elle signala son apparition par une affreuse mortalité (2). Au Pérou, dans la seule province de Quito, elle fit périr plus de cent mille Indiens.

Au Kamstchatka la Variole se montra pour la première fois en 1767 et enleva près de vingt mille habitants. Le consul Lesseps, interprète dans l'expédition de Lapeyrouse en 1788, confirme ce fait et ajoute que l'épidémie avait détruit les trois quarts de la population (3).

Elle fut importée du Danemarck au Groënland en 1733,

---

(1) Paulet, ouvrage cité, t. Ier p. 295.
(2) *Dictionnaire des sciences médicales*, t. LVII, art. *Variole*, p. 38.
(3) Dézoteux et Valentin, ouvrage cité, p. 30.

et Detharding dit que sur deux mille personnes affectées six seulement échappèrent à la mort.

En 1767, à Pékin, elle enleva en quelques mois près de cent mille enfants (1).

En 1651, aux îles Féroë, la dépopulation fut telle que la plupart des cadavres restèrent sans sépulture.

- D'après Pallas, les Samoièdes, les Ostiaks de l'Obi, les Tongouses et les Koïbales du Kali éprouvent des épidémies épouvantables de Petite Vérole, qui reviennent à peu près tous les dix ans depuis que ces nations ont été soumises par les Russes. La crainte que leur inspire cette maladie est telle qu'ils abandonnent celui qui en est attaqué en lui laissant seulement des vivres et du thé pour sa subsistance.

La terreur rendait, d'après Bruce, les Abyssins plus cruels encore ; ils condamnaient sans pitié aux flammes, avec ses habitants, la maison où s'était déclarée la Petite Vérole (2).

Mead rapporte qu'en 1718 un vaisseau qui revenait des Indes, ayant fait voile vers le Cap de Bonne-Espérance, trois enfants qui s'y trouvaient eurent la Petite Vérole ; on avait enfermé dans un coffre tout le linge sale, et à l'arrivée on donna ce linge à quelques habitants du Cap pour le laver. Mais à peine l'eurent-ils manié que la Petite Vérole leur fit éprouver toute sa fureur, et se communiqua bientôt à plusieurs milles dans les terres. Mead ajoute que la moitié des habitants de cette contrée (les Hottentots) périt alors de cette maladie (3).

Nous admettons bien que nous ne devons pas ajouter une

---

(1) Bousquet, *Loco citato*, p. 20.
(2) *Voyage de Bruce*, t. III, p. 625.
(3) Paulet, ouvrage cité, t. I, p. 175.

foi entière à tous ces récits, mais même en rejetant toute exagération, en se bornant aux faits qui reposent sur des données certaines, sur des chiffres incontestables, nous comprenons combien était grande la mortalité causée par la Petite Vérole avant la découverte de la Vaccine et quel effroi elle jetait au milieu des populations.

CHAPITRE V.

Des moyens proposés pour arrêter la Petite Vérole avant la découverte de la Vaccine, et de l'Inoculation de la Petite Vérole.

Les épidémies de Petite Vérole, les ravages qu'elle exerçait et dont nous venons de citer quelques exemples inspiraient une terreur profonde. Les médecins eux-mêmes n'étaient pas toujours à l'abri de ces craintes ; c'est, sans chercher à se justifier et se citant comme modèle d'une conduite prudente que Morgagni nous dit : « Pendant que je faisais ces obser- » vations, il arriva que deux de ces malades (de Variole) » périrent. Averti par cet exemple, je ne voulus jamais » visiter ensuite de ces malades, pas même lorsque je fus » appelé chez des princes. Et bien que je sois parvenu à cet » âge (soixante-dix-huit ans), j'ai pensé que je devais me » garder de m'exposer volontairement au danger, puisque je » sais qu'il est arrivé à des individus âgés même de quatre » vingts ans de contracter aussi bien que les enfants la » contagion de la Variole (1). »

Aussi se livrait-on à des recherches incessantes pour découvrir un préservatif de ce terrible fléau ; sans parler ici des

(1) Morgagni, *Recherches anatomiques...*, *etc.*, traduct. de Desormeaux et Destouet, lettre XLIX, § 33. Paris, 1821.

moyens de traitement proposés pour combattre la maladie
une fois déclarée et pour lesquels nous renverrons aux travaux
de Sydenham, de Huxham, de Loob, de Van Swietten, de
de Haën, etc., nous nous occuperons seulement des moyens
proposés pour empêcher la maladie de naître et de se propager, ou en la produisant dans des conditions particulières en
atténuer la gravité.

C'est seulement pour mémoire et pour montrer jusqu'où
avait été l'imagination de nos devanciers que nous citerons
Fueldez et son Bézoar, et le chevalier Digby, qui voyant la
cause de la Variole dans la rétention du sang dans le cordon
ombilical propose, comme préservatif certain, de le vider
exactement au moment de la naissance ; cette étrange opinion
a été ressuscitée et soutenue dans le dix-huitième siècle.

Boerhaave, comme tant d'autres, propose son préservatif,
c'est une préparation d'antimoine et de mercure ; mais son
commentateur Van Swietten n'y ajoute pas grande confiance
et dit : « Certa ergo antidotus contagii Variolosi nondum
» cognita videtur, at operæ pretium est ut omnes boni de hâc
» re cogitent, et debitâ cum prudentiâ tentent varia quœ
» profutura suadebit attenta hujus morbi meditatio (1). »
Loob vante l'éthiops_ minéral, Berkley l'eau de goudron,
Etmuller et Langius la teinture de myrrhe, Rosen un mélange
de calomelas, camphre, aloès et gayac. Enfin d'autres médecins préconisent la combustion de substances aromatiques (2).

En 1769, dans un ouvrage intitulé : *Avis au public sur
son plus grand intérêt ou l'art de se préserver de la Petite*

---

(1) Duhaume, *Traité de la Petite Vérole tiré des commentaires de Van
Swietten, sur les aphorismes de Boerhaave, etc.*, p. 35, Paris, 1776.

(2) *Dictionnaires des sciences médicales*, art. *Variole*, t. LVII.

Vérole (1), Paulet ne voulant pas de l'Inoculation qu'il regarde comme propre à semer et à renouveler sans cesse la conta-gion, propose la destruction des miasmes de la Variole à mesure qu'ils se produisent. Il voulait isoler les malades, faire laver soigneusement leurs habits, les linges qu'ils avaient touchés, etc. On devait purifier les lieux habités par les va-rioleux, en badigeonner les murs, enfin aller rechercher et détruire le principe contagieux partout où il aurait pu s'intro-duire. La séquestration des malades ayant amené la disparition de la lèpre, de la peste, du mal des ardents et du feu Saint-Antoine, pourquoi le même moyen n'amènerait-il pas la des-truction de la Petite Vérole ! De là un système complet de séquestration, de quarantaines, de lazarets, de cordons sani-taires pour éviter la reproduction de la maladie venant de pays affectés.

Mais ces moyens proposés par Paulet et par d'autres mé-decins seraient bons s'ils étaient applicables. La lèpre a dis-paru autant devant les progrès de l'hygiène que par suite de l'isolement des lépreux; et de plus il n'y a guères de ressem-blance entre la Variole et la lèpre. Pour la peste, dit Maret (2), l'analogie est plus grande, mais là encore que de différences : comment obliger les populations à s'astreindre à des précau-tions continuelles et longtemps prolongées ; car, nous dit cet auteur, après cent jours d'exposition à l'air les miasmes va-rioliques n'ont rien perdu de leur activité.

Ainsi tous les efforts tentés pour empêcher la Petite Vérole de naître et de se développer n'avaient amené aucun résultat,

---

(1) Paulet. Paris, 1769.

(2) Maret, *Mémoire sur les moyens à employer pour s'opposer aux ravages de la Variole,* Paris, 1780.

et la maladie continuait d'attaquer l'immense majorité des individus et de décimer presque le genre humain.

Ne pouvant détruire le mal on chercha à le rendre moins redoutable; presque tous les hommes devant être atteints de la Variole, on essaya d'en atténuer les dangers en la leur faisant contracter dans les meilleures conditions possibles ; c'est à remplir ce but que tendait l'*Inoculation*.

De temps immémorial en Circassie, en Géorgie, dans les pays voisins de la mer Caspienne, en Chine, on pratiquait l'Inoculation de la Variole, parce qu'on avait observé que cette maladie communiquée artificiellement et dans des circonstances favorables de santé, de saison, de température, perdait beaucoup de sa gravité.

En Europe cette pratique était inconnue, bien que, d'après Jurin (1), elle fut employée depuis longtemps dans le pays de Galles et dans quelques autres contrées comme la Prusse où on *achetait la Variole*. Jurin nous dit même qu'en Prusse, la Petite Vérole, ainsi contractée, inspirait si peu de crainte que les écoliers se la communiquaient en se frottant les bras ou les mains avec des croûtes pour se dispenser d'aller à l'école.

En Tartarie, en Arménie, dans l'Indostan, l'Inoculation était aussi en usage, mais nulle part elle n'était érigée en système et assujettie à des règles fixes.

En 1673 l'Inoculation avait été introduite à Constantinople. En ce pays comme en Egypte c'étaient des femmes qui se livraient à ce genre d'opération. En 1700 Timone, médecin grec de Constantinople, remarqua dans une épidémie de Variole très meurtrière, que la contagion spontanée donnait lieu

---

(1) *Recueil de pièces concernant l'Inoculation de la Petite Vérole attribué à Montucla*, Paris, 1756, in-12. *Lettre de Jurin*, page 69.

à une maladie très souvent mortelle, tandis que, communiquée artificiellement, la Petite Vérole était toujours très bénigne.

Dès 1713 Timone avait communiqué à la Société royale de Londres, la découverte de l'Inoculation ; l'année suivante un mémoire sur cette opération dû à ce médecin grec fut publié à Leipsick, et en 1715 Pylarini, qui, dès 1701 avait observé les Inoculations faites par une Thessalienne à Constantinople, publia à Venise un travail intitulé : *Nova et tuta Variolas excitandi per transplantationem methodus* (1).

Vers cette époque lady Wortley Montaigu, femme de l'ambassadeur anglais en Turquie, fit inoculer son fils âgé de six ans, et à son retour en Angleterre elle soumit sa fille à la même opération. Les médecins de Londres firent l'essai de ce moyen sur six criminels condamnés à mort qui guérirent tous ; alors la princesse de Galles fit inoculer ses enfants. De 1717 à 1720 Sloane, Maittand, Freind, Mead, Fuller, Jurin, Arbuthnot, Kirkpatrick se firent les propagateurs de l'Inoculation.

Dans le même temps la question de l'insertion du virus variolique sous la peau fut portée par Boyer devant la faculté de médecine de Montpellier.

Malgré les attaques auxquelles l'Inoculation fut en but, dès son apparition, de la part de quelques médecins et de quelques théologiens, de prompts succès la vulgarisèrent bientôt en Angleterre, d'où elle s'étendit à l'Amérique du nord ; elle fut pratiquée à Boston presqu'en même temps qu'à Londres.

Voltaire et les philosophes du dix-huitième siècle défendirent avec zèle et persévérance la cause de l'Inoculation,

---

(1) *Recueil de pièces concernant l'Inoculation de la Petite Vérole*, p. 29 et suiv.

dont les travaux de La Condamine assurèrent le succès. Quelques médecins, Dodart, Chirac, Helvétius, Falconnet, en admirent les bons résultats, et cependant ce ne fut qu'en 1754 qu'elle fut pratiquée en France.

Cette même année La Condamine avait publié un premier mémoire sur l'Inoculation ; en 1758 il en adressa un second à l'Académie des sciences (1). Le Parlement s'émut alors et invita la faculté de médecine de Paris à examiner la question et à émettre son avis sur cette opération accueillie avec faveur dans les hautes classes de la société, mais attaquée et rejetée avec violence par de nombreux adversaires. Sur douze membres de la faculté chargés de l'examen de l'Inoculation, six, parmi lesquels Bouvard et Astruc, la repoussèrent, elle fut admise par les six autres au nombre desquels se trouvait Antoine Petit. La faculté réunie fut d'avis à la majorité de cinquante-deux voix contre vingt-six d'en tolérer la pratique en France.

En Angleterre, en Hollande, en Suisse, à Venise, la nouvelle méthode se généralisa de jour en jour et de là se propagea en Allemagne, en Autriche, en Russie où l'impératrice Catherine II se fit inoculer par Dimsdale. En France Louis XVI, ses frères et la femme de l'un d'eux se soumirent avec succès à l'Inoculation.

Les moyens de transmettre artificiellement la Variole sont très nombreux, ils peuvent être rapportés à cinq méthodes principales (2).

En Circassie, dans le pays de Galles, on se contentait du contact de la matière contagieuse avec la peau, aidé de

---

(1) La Condamine.—Second mémoire sur l'Inoculation. — Genève, 1759.
(2) *Dictionnaire des Sciences Médicales*, t. LVII, art. *Inoculation de Variole*.

quelques frictions pour en faciliter l'absorption. Dans d'autres contrées c'était sur les muqueuses qu'on appliquait le virus ; les Chinois introduisaient dans les fosses nasales des croûtes ou des tampons de coton chargés de croûtes varioliques.

Aux Indes, d'après Valentin, on se servait d'un séton formé d'un cordon de soie torse imbibé de pus de Petite Vérole et placé pendant trois ou quatre jours sous la peau du mollet.

Tronchin de Genève appliquait un petit vésicatoire au bras et mettait en contact avec le derme dénudé un bourdonnet de charpie imprégné de virus.

Un quatrième procédé consistait à faire à la peau une incision à l'aide d'une lancette ou d'un bistouri, et à déposer dans la petite plaie des fils chargés du pus ou des croûtes de Variole.

Toutes ces méthodes d'Inoculation présentaient de graves inconvénients, les unes d'échouer souvent, les autres d'exposer à des complications, de donner lieu à des plaies difficiles à guérir, à des ulcérations consécutives quelquefois fort étendues ; aussi préférait-on en général le procédé de Sutton qui pratiquait à la face interne du bras quelques piqûres avec la pointe d'une lancette chargée de virus.

Quelque fut celui de ces moyens que l'on choisit pour faire naître la Petite Vérole, ce n'était pas au hasard et sans précaution que l'on agissait ; on devait tenir compte des circonstances hygiéniques et atmosphériques, de l'état physique et moral du sujet qui, dans certaines occasions, devait être soumis à une médication préparatoire différente selon l'âge, la constitution, les maladies antérieures et, nous devons le dire ici, selon les idées du médecin qui devait pratiquer l'opération. On s'attachait au choix de la matière inoculable que l'on prenait sur des sujets affectés d'une Petite Vérole discrète et bénigne. Quelques médecins avaient cru remarquer que la manifestation morbide devenait de plus en plus légère à mesure qu'on prenait du virus provenant d'une série plus nombreuse d'Inoculations.

Les résultats de l'Inoculation étaient du reste fort variables, quant à l'intensité de la maladie ; tantôt, et dans la majorité des cas, la Variole inoculée était simple, discrète, bénigne, avec des symptômes généraux peu graves, tantôt elle se bornait à une éruption purement locale et parcourant rapidement ses périodes ; dans d'autres cas enfin, bien que prise sur des malades affectés d'une Variole légère et de bonne nature, la contagion se développait avec violence et donnait lieu à une variole grave, confluente, quelquefois même mortelle.

De nombreuses objections furent faites contre la Petite Vérole inoculée : un sixième du genre humain, disait-on, n'est pas atteint de la Petite Vérole, est-il permis d'exposer un homme aux dangers d'une maladie à laquelle il eut échappé ? l'Inoculation ne réussit pas toujours à faire naître la Petite Vérole, elle expose à la transmission d'autres maladies : scrofules, cancer, syphilis ; réussissant même, elle ne préserve pas à coup sûr de la Variole et les récidives sont encore à craindre. La Petite Vérole inoculée n'est pas toujours bénigne, elle peut être mortelle. Enfin l'Inoculation contribue à répandre les miasmes varioliques et augmente les dangers et la fréquence de la contagion.

Sans discuter toutes ces objections combattues avec succès pour la plupart par La Condamine et les défenseurs de l'Inoculation, nous nous contenterons de citer ici les chiffres suivants qui permettent d'apprécier les avantages de cette méthode pour diminuer la mortalité de la Variole.

Sur trois cent soixante-quatre varioleux, dit Maret (1), il en est mort trente-six, soit un dixième; sur trois cent soixante-quatre inoculés il en est mort quatre, un quatre-vingt-onzième.

En Angleterre, en 1740, sur deux mille individus inoculés dans les comtés de Sussex et de Hampton il n'en est mort que deux, et c'étaient deux femmes grosses qui se firent inoculer contre l'avis de leur médecin. Kirkpatrick croit que sur quatre cent seize inoculés il en meurt un en moyenne. La Condamine (2) réunit six mille trois cent quatre-vingt-dix-huit cas d'Inoculation en Angleterre, dont dix-sept seulement mortels, soit un mort sur trois cent soixante-seize opérés. A Genève, mille cinq cents individus se font inoculer en 1740, pas de mort. Sur six mille quatre cent cinquante-six Varioles spontanées à l'hôpital de Londres, de 1748 à 1763, il y eut mille six cent trente-quatre décès ; sur trois mille quatre cent trente-quatre inoculations, dix seulement furent suivies de mort. Enfin en Sibérie en 1778, il ne mourut que cinq personnes sur cinq mille sept cent quarante-neuf qui furent soumises à l'Inoculation.

Ainsi, incontestablement, l'Inoculation diminue les dangers de la Variole, bien qu'elle ne mette pas toujours à l'abri de sa confluence et de sa malignité, mais elle offrait un inconvénient sérieux que ses adversaires lui reprochaient avec juste raison : c'était de multiplier les foyers de contagion, de les disséminer, de répandre et de perpétuer la Variole malgré les précautions prises pour séquestrer les inoculés ; en un mot, l'Inoculation était utile aux individus dont elle diminuait les

---

(1) Maret, *Mémoire sur les moyens à employer pour s'opposer aux ravages de la Variole*, p. 132 et suivantes. Paris, 1780.

(2) La Condamine. Ouvrage cité, Genève, 1759.

chances de mort ou d'infirmité, mais elle n'attaquait pas la maladie dans la source, c'était un bon palliatif, les préservatifs étant encore inconnus.

La découverte de la Vaccine fit cesser promptement l'emploi de l'Inoculation. Elle ne fut plus guère mise en usage concurremment avec le vaccin que pendant quelques années et souvent même pour remédier à l'absence de ce virus qui venait à manquer. Un peu plus tard des inoculations de Petite Vérole ne furent pratiquées que d'une manière exceptionnelle et pour démontrer, par une preuve incontestable, la vertu préservatrice du vaccin. Cependant dans certains pays où la Vaccine a difficilement pénétré, on la retrouve encore pratiquée dans un temps assez rapproché de nous, ainsi, dans un rapport sur la vaccination en Algérie en 1849, nous trouvons signalé le fait suivant (1) : Le vaccinateur d'Alger s'est livré à quelques recherches parmi les enfants musulmans, sur les procédés d'Inoculation de la Variole dont le stigmate se retrouve chez les Maures derrière le lobule de l'oreille, sur le moignon de l'épaule, et presque toujours chez les Arabes et les Kabyles, dans l'espace interdigital des deux premiers métacarpiens de la main gauche. Pour plus de renseignements sur ce point il s'est rendu près des Arabes détenus à la Casbah, et cent d'entr'eux, originaires des divers points de l'Algérie, examinés et interrogés à ce point de vue, ont fourni la preuve matérielle de la vulgarisation parmi eux de cette méthode qui, parmi les chrétiens mêmes, a précédé la Vaccine ; en effet cinquante-quatre portaient le stigmate cicatriciel de l'Inoculation variolique ; quarante-et-un étaient marqués des

---

(1) *Gazette médicale*, p. 240, année 1851. — *Compte-rendu de la Vaccination publique en Algérie*, par M. le docteur Agnély.

suites de la Variole spontanée, cinq seulement ne présentaient aucune trace de la Variole soit spontanée soit inoculée.

L'Inoculation de la Petite Vérole, d'abord attaquée avec violence, acceptée avec difficulté, avait cependant fini par triompher de ses adversaires, et à la fin du dix-huitième siècle elle était presque universellement mise en usage par les médecins. Ce fut à cette époque qu'apparut la découverte de la Vaccine qui fut accueillie avec d'autant plus d'enthousiasme que ce n'était plus seulement la diminution du danger qu'elle promettait, mais la suppression même de la maladie.

Nous est-il permis de penser que la pratique de l'Inoculation ainsi vulgarisée ne fut pas étrangère au prompt essor que prit la Vaccine et qu'on se soumit d'autant plus volontiers au préservatif de Jenner qu'on s'était déjà résigné à une pratique qui, bien qu'utile, n'était pas exempte de dangers.

CHAPITRE VI.

Découverte et propagation de la Vaccine.

La Vaccine fut découverte par Jenner à la fin du siècle dernier ; sa première expérience faite avec du virus pris sur les mains d'une femme nommée Sarah Nelmes (1) remonte à 1796, mais ce n'est qu'en 1798 qu'il rendit sa découverte publique.

Le virus vaccin est le résultat de l'Inoculation à l'homme, d'une éruption apparaissant quelquefois sur les mamelles des vaches laitières, à laquelle on a donné les noms de *Cow-pox* et de *Picotte*. Jenner, ayant remarqué que les personnes qui soignant les vaches avaient été atteintes de cette éruption ne contractaient pas la Petite Vérole et devenaient même réfractaires à l'Inoculation de cette maladie, fut conduit à inoculer le Cow-pox comme préservatif de la Variole.

Déjà le vaccin et son effet préservatif de la Petite Vérole avait été entrevu. Dès 1781 Rabaut Pommier, ministre protestant à Montpellier, avait pu dire : « qu'il serait probablement avantageux d'inoculer à l'homme la Picotte des vaches, parce qu'elle était constamment sans danger (2). Cependant nous n'hésitons pas à considérer le chirurgien de Berkley

---

(1) Bousquet, *Nouveau traité de la Vaccine*, p. 12.
(2) *Dictionnaire des Sciences Médicales*, art. *Vaccine*.

comme le véritable inventeur de la Vaccine ; seul il sut tirer, des faits observés, une conséquence générale et tracer les règles d'une méthode préservatrice.

Les procédés d'Inoculation de la Vaccine, les signes caractéristiques d'un bon vaccin sont maintenant trop bien connus pour qu'il soit utile de les décrire dans un travail dont le but n'est pas la description de la Vaccine et de la Petite Vérole ; mais plutôt l'histoire de cette maladie et la défense du précieux moyen que nous possédons de la combattre.

Accueillie avec faveur par les médecins anglais les plus illustres, la Vaccine se propagea rapidement en Angleterre. En 1800 M. de la Rochefoucauld-Liancourt, qui, aidé par M. Thouret, directeur de l'Ecole de Médecine, fonda à Paris un comité chargé de répandre la Vaccine, l'introduisit le premier en France.

Après deux tentatives infructueuses et dans lesquelles on n'obtint que de la fausse vaccine, une troisième inoculation, faite avec du vaccin pris à Boulogne-sur-Mer sur des personnes vaccinées par Woodville, fut couronnée de succès. Dès lors un grand nombre de médecins adoptèrent la découverte de Jenner, et en peu de temps Paris renferma dans son sein plusieurs milliers de vaccinés (1).

En 1801 M. Frochot, préfet de la Seine, fonda un hôpital d'Inoculation où, pendant plus de vingt ans, le comité de Vaccine continua ses travaux et multiplia ses essais. Dans tous les points de la France des comités de Vaccine s'établirent : Reims la première, puis Caen, Bordeaux, Nantes, Tours, Amiens, Montpellier, Marseille, Rouen, et la plupart

---

(1) Husson, *Recherches historiques et médicales sur la Vaccine* ou *Traité complet*, etc., Paris, 1803, in 8°.

des grandes villes de France virent se former des réunions de médecins qui s'appliquèrent, avec une ardeur et un zèle au-dessus de tous les éloges, à répandre et à populariser la nouvelle découverte (1).

Chaptal, ministre de l'intérieur, favorisa de tout son pouvoir la propagation de la Vaccine, chaque année les médecins et les préfets durent transmettre au ministre les résultats obtenus qui, réunis et condensés, furent les bases des rapports annuels du comité central de Vaccine de Paris.

En même temps le comité central répandait la Vaccine à l'étranger : la Hollande, Gênes, Monaco, Stockolm, Madrid, Trente, furent par ses soins pourvus de matière vaccinale (2).

En Allemagne la propagation de la Vaccine fut rapide, grâce aux soins de Stromeyer et Ballhorn en Hanovre, de Décarro et Careno à Vienne, de Marcus à Bamberg, de Sœmmering et de Goldschmitt à Francfort, de Hufeland à Iéna, du docteur Kuhn à Leipsick. Accueillie d'abord en Prusse avec défiance elle s'y répandit néanmoins rapidement et, en 1802, le roi faisait vacciner ses deux enfants. Bientôt l'Inoculation vaccinale fut adoptée en Bohême, en Hongrie, en Moravie, en Souabe, dans la Franconie, la Bavière, la Saxe.

Introduite en Suède en 1801, elle y fut propagée par les soins du docteur Gahn et bientôt le roi fit vacciner sa fille. En Russie et dans le Danemarck la Vaccine fut reçue avec faveur.

D'Italie, où les docteurs Marshall, Sacco, Scarpa, Mazzonelli, Flajani la rendirent bientôt générale, la Vaccine fut transportée en Turquie, en Grèce, en Moldavie et en Valachie.

---

(1) Husson, *Loco citato.*

(2) *Dictionnaire des Sciences Médicales*, p. 399 t. LVI, art. *Vaccine.*

Parvenu à Bagdad par les soins du docteur Decarro, le virus vaccinal pénétra dans l'Inde, dans l'île de Ceylan et dans tout l'Archipel indien.

Aux Etats-Unis le président, M. Jefferson, faisait vacciner dix-huit personnes de sa famille et accueillait avec la faveur la plus marquée la précieuse découverte.

Une expédition médicale dirigée par Don F. Balmis, médecin du roi Charles VI, transporta la Vaccine dans les colonies espagnoles et dans le monde entier. L'Amérique septentrionale, le Mexique, une partie de l'Amérique du Sud, les Philippines, furent fournis de matière vaccinale par une première expédition ; une seconde la porta en Chine, dans l'Océanie, à Sainte-Hélène, au Pérou, au Chili, dans toute l'Amérique méridionale. Partout la Vaccine était reçue comme un immense bienfait, partout les autorités, les populations reconnaissantes se portaient au devant des hommes généreux qui leur apportaient la santé au prix de tant de périls et de fatigues. Dans les colonies espagnoles c'était au milieu d'un empressement général, des fêtes et des cérémonies religieuses que les premières vaccinations étaient pratiquées (1).

Non contents de répandre ainsi la Vaccine dans l'univers entier, partout les médecins s'appliquaient aussi à toutes les recherches utiles. pour constater et rendre inattaquables les effets préservatifs de la nouvelle méthode. Des Inoculations de Petite Vérole faites sur des vaccinés ou restaient sans résultats, ou produisaient seulement une éruption locale sans importance ; la cohabitation des vaccinés avec des varioleux n'était suivie d'aucun accident, des nouveau-nés après l'Inoculation vaccinale suçaient impunément le lait d'une mère

(1) *Dictionnaire des Sciences Médicales*, t. LVI p. 404, art. *Vaccine*.

varioleuse. Aussi la confiance était générale, et la Vaccine était regardée par l'immense majorité des hommes de l'art comme le préservatif assuré et infaillible de la Petite Vérole.

Les quelques objections graves qui furent faites dès lors et surtout en Angleterre furent négligées ou même rejetées comme dictées par la malveillance ou par l'intérêt particulier. Les opinions de Jenner, opinions que des faits, observés par lui-même, l'obligèrent plusieurs fois à modifier furent presqu'universellement adoptées. Pour expliquer les cas de Variole après vaccine niés d'abord, observés ensuite par lui, Jenner admit une fausse vaccine, puis une vaccine purement locale et non préservatrice. Enfin chez d'autres sujets ayant eu la Variole après avoir été déclarés bien vaccinés par Jenner lui-même, il invoqua l'existence d'une diathèse varioleuse semblable à celle qu'il faut reconnaître chez les sujets qui ont la Variole deux fois. Mais jusqu'à la fin de sa vie, l'illustre inventeur de la Vaccine soutint avec la plupart de ses contemporains que la préservation vaccinale était permanente et non temporaire, comme déjà alors on l'avait prétendu. On a dit que Jenner avait prouvé peu de confiance dans sa découverte en inoculant la Petite Vérole à un de ses enfants ; mais le fait a été inexactement rapporté : Jenner se trouvant en voyage, au milieu d'un foyer de contagion, sans vaccin ni moyen de s'en procurer promptement, a inoculé la Variole pour parer à un danger immédiat qu'il ne pouvait pas conjurer autrement (1).

Quelques épidémies de Variole s'étaient montrées dans plusieurs localités, mais loin de diminuer la confiance en la Vaccine elles l'avaient augmentée, et de toutes parts on redou-

---

(1) Bousquet, *Nouveau traité de la Vaccine.*

blait d'efforts pour la propager. Stimulés par le zèle des médecins, poussés par leurs conseils, les gouvernements, les autorités civiles et religieuses aidaient de tout leur pouvoir l'Inoculation vaccinale par des allocations de primes et de secours, par des règlements contraignant les enfants admis dans les établissements publics à fournir la preuve d'une bonne vaccination, par des lois et même par des châtiments sévères.

Les vaccinés exceptionnellement atteints de la Petite Vérole, ou bien ne l'avaient été que légèrement, ou avaient pu être considérés comme n'ayant pas été bien vaccinés. Aussi voyons-nous la plupart des auteurs ne pas mettre en doute la vertu préservatrice, certaine et à jamais puissante du virus vaccin. Dans un rapport adressé en 1812 à l'Institut au nom d'une commission composée de Berthollet, Percy et Hallé, et chargée d'examiner comparativement l'Inoculation de la Petite Vérole et la Vaccine, pour répondre à quelques doutes qui s'étaient produits, non pas tant sur le degré d'efficacité préservative que sur le danger respectif des deux méthodes, Hallé terminait ses conclusions par ces paroles : « Enfin la vertu pré-
» servatrice de la Vaccine, quand le virus a été pris dans les
» circonstances aujourd'hui bien déterminées qui en assurent
» la pureté et que son développement a été complet, est pour
» le moins aussi assurée que celle de la Petite Vérole elle-
» même. La Vaccine jouit de plus de l'avantage immense
» pour la société de circonscrire les épidémies varioliques
» et peut faire raisonnablement espérer, si sa pratique con-
» tinue d'être encouragée, que l'on verra enfin disparaître
» l'un des plus déplorables fléaux dont l'humanité ait eu à
» gémir. »

Dans le *Traité de Médecine pratique* de M. Hip. Cloquet,

publié en **1818** (1), nous trouvons : « Tout individu qui a été
» atteint d'une véritable Vaccine est, pour la suite, à l'abri
» de cette affection (de la Petite Vérole). . . . . On
» ne saurait s'empêcher de croire que l'Inoculation de la
» Vaccine remplacera celle de la Petite Vérole et abolira ainsi
» cette funeste maladie ; ce qui serait encore plus certain si
» l'on pouvait persuader à tous les parents de faire vacciner
» leurs enfants quelque temps après la naissance. »

En 1816, M. Husson (2) dans son *Traité sur la Vaccine*,
s'exprime ainsi : « Il est certain que la Vaccine rend à la
» population tous ceux que la Petite Vérole aurait enlevés.
» . . . . . . En étendant nos vues nous pouvons entre-
» voir l'époque où la vaccination sera généralement adoptée ;
» alors la Petite Vérole ne se développera plus en Europe.
» . . . . Nous ne connaîtrons l'histoire de la Petite Vérole
» que comme nous connaissons celle de la lèpre. »

Montfalcon (3) décrivant les moyens proposés pour arrêter la Petite Vérole : « Heureusement, dit-il, la Vaccine est
» venue au secours de l'impuissance de l'administration, et
» désormais on ne doit plus avoir à redouter ces épidémies
» si on continue à la propager avec le zèle et le désintéres-
» sement dont les médecins français ont donné de si nobles
» exemples. »

Des chiffres de mortalité empruntés à un mémoire de
M. Dezeimeris (4) viennent expliquer et justifier cette confiance générale en la vertu préservatrice constante du virus

---

(1) Hip. Cloquet, *Médecine pratique*, Paris, 1818, t. Ier p. 376.
(2) Husson, *Loco citato*.
(3) *Dictionnaire des Sciences Médicales*, art. *Variole*.
(4) Dezeimeris, *De la revaccination*, 1838.

vaccin. En effet, sur des tables de mortalité de Copenhague, de 1749 à 1808, nous voyons :

De 1749 à 1758 — 2,991 morts de Variole.
1759 à 1768 — 2,068,   Id.
1769 à. 1778 — 2,224   Id.
1779 à 1788 — 2,028   Id.
1789 à 1798 — 2,920   Id.
1799 à 1808 —   724   Id.

Dans les deux premières années de cette dernière période décennale la Vaccine n'était pas encore pratiquée.

De 1801 à 1804 pas de Varioles sur des vaccinés.
En 1804 deux cas mais de varioloïde.
En 1805 cinq décès de Variole à Copenhague.
En 1806 trois décès.
En 1808 quarante-six décès.

Cette proportion resta à peu près la même jusqu'en 1819.

En Suède, de 1782 à 1821, on trouve :

De 1782 à 1791 — 47,587 décès de Variole.
1792 à 1801 — 44,184   Id.
1802 à 1811 — 14,904   Id.
1812 à 1821 — 3,309   Id.

Ainsi dans la période décennale, de 1802 à 1811, les décès de Variole tombent au tiers de ce qu'ils étaient avant la Vaccine et dans les dix années qui suivent, de 1812 à 1821, ils ne sont plus que d'un quinzième.

Dans les cinquante dernières années avant 1804, dit M. Retzius (1), en Suède, quinze pour cent des enfants étaient

---

(1) *Gazette Médicale de Paris*, 1843, p. 685.

4

enlevés dans leur première année par la Variole et sur onze décès, un était dû à cette maladie ; tandis que dans les années suivantes sur quarante-quatre enfants, un mourait de la Variole dans sa première année ; et sur quarante décès, un seul était causé par cette maladie.

Les statistiques n'ont pu être établies d'une manière exacte et officielle en France et en Angleterre, mais les résultats furent sensiblement les mêmes. « Dans une épidémie de Va- » riole observée en 1802 à Paris on ne vit pas un seul cas de » Variole chez les vaccinés, depuis les faits ont confirmé », cette observation dit M. Husson dans son rapport au » comité central en 1821. » Nous devons faire remarquer ici que bien des cas de Petite Vérole qui se rencontraient çà et là étaient révoqués en doute et désignés même sous d'autres noms.

Appuyée sur des résultats comme ceux que nous venons de citer, la confiance en la Vaccine était générale et presque tous les médecins admettaient son efficacité constante et la regardaient comme un moyen de détruire, à tout jamais, la Variole ; aussi Alibert s'écrie-t-il (1) : « Je ne m'étendrai pas » sur les vertus préservatrices de la Vaccine ; qui donc oserait » les nier ! . . . . J'écris trop tard pour qu'il soit néces- » saire de combattre en sa faveur. . . . . La Vaccine » est triomphante, elle a reçu la sanction du temps et même » celle de l'expérience : son inventeur doit prendre place à » côté de l'illustre Harvey. »

Expliquant ensuite les faits qui semblent lutter contre sa conviction, il ajoute : « Nonobstant les soins que l'on prend

---

(1) *Monographie des Dermatoses*, p. 198, Paris, 1832, in-4°.

» pour la conservation du vaccin, il arrive que d'autres
» causes, dont on n'a point encore apprécié l'influence,
» viennent frapper de stérilité un des dons les plus précieux
» que le génie de l'homme ait fait à l'homme. . . . . .
» N'en doutons pas, c'est pour avoir puisé ce ferment dans
» des sources aussi incertaines que tant de fléaux épidémiques
» se sont produits et ont récemment désolé les deux hémis-
» phères. »

Enfin : « Telle est, du reste, la méthode inappréciable à
» laquelle tant de louanges ont été si justement dévolues ;
« aucune expression ne peut rendre le bien qu'elle procure
» aux hommes, elle a déjà fait le tour du globe pour sauver
» en masse le genre humain. »

CHAPITRE VII.

De la Revaccination.

Ainsi que nous venons de le dire l'opinion générale du monde médical fut longtemps celle de Jenner. Le virus vaccin devait se transmettre indéfiniment, sans aucune altération ni dans les phénomènes de son évolution, ni dans ses effets ; et sa vertu préservatrice de la Petite Vérole, dès que son inoculation avait réussi, devait s'étendre à toute la durée de la vie.

Aujourd'hui, au contraire, la revaccination est considérée comme utile pour tous, nécessaire pour un certain nombre. En effet la Petite Vérole, bien que sensiblement modifiée dans sa marche et sa durée, atténuée dans sa force et sa gravité, n'est pas toujours rendue impossible par une première vaccination, et il est démontré qu'il est souvent nécessaire, pour s'opposer à l'extension de la maladie aux vaccinés, de renouveler, à certaines époques, l'inoculation préservatrice.

De plus on est porté par l'expérience à admettre que de nombreuses transmissions successives d'homme à homme peuvent diminuer l'intensité des phénomènes de la vaccination. Cependant cette dégénérescence du virus vaccin, apparente dans ses symptômes immédiats, ne semble pas avoir d'influence sur son efficacité comme préservatif de la Petite Vérole.

Nous allons examiner successivement ces deux opinions dont la première a fini par triompher complètement. La lutte fut longue et soutenue de part et d'autre avec acharnement et déjà l'opinion du monde médical étranger était changée que les médecins français pour la plupart, et à leur tête l'Académie de médecine, défendaient encore la vertu constante et perpétuelle du vaccin. Nous exposerons le plus brièvement possible les faits de cette discussion si intéressante ; les matériaux ne nous manqueront pas.

I.

Du temps de Jenner on avait déjà cité des cas où la vaccine n'avait pu empêcher l'apparition de la Petite Vérole chez des vaccinés ; nous avons vu qu'après avoir d'abord rejeté ces faits, les avoir ensuite expliqués par une vaccination incomplète et défectueuse, Jenner les avait enfin admis comme des exceptions résultant de l'aptitude qui existe chez certains sujets à contracter deux fois la Variole.

Hufeland, en 1802 (1), est le premier qui exprime un doute sur la constance de la préservation produite par la vaccine. Pearson, en 1806, avoue qu'il a vu deux cas de Variole après une bonne vaccine, cependant il conclut contre l'idée de la préservation temporaire. Il en est de même de Willan, qui, après avoir décrit la Variole après vaccine, n'en continue pas moins à admettre la perpétuité des effets anti-varioliques du vaccin.

(1) Steinbrenner, *Traité de la Vaccine*, Paris, Labbé, 1846, p. 399.

Les faits se multipliant à mesure qu'on s'éloignait de
l'époque des piemières vaccinations, les objections acquirent
plus d'importance et se formulèrent plus nettement. En 1817
un médecin hollandais, Gysberti Hodenpyl, crut voir dans
une épidémie à Rotterdam, que la Variole était d'autant plus
intense chez les vaccinés, que leur vaccine datait de plus
longtemps. Harder, le premier, en 1823, fit des recherches
sur la durée de la préservation en essayant des revaccinations
chez des sujets vaccinés à des époques plus ou moins éloi-
gnées. Il conclut de ses expériences qu'après une vaccination,
remontant au moins à quatorze ans on obtient une vaccine
modifiée, plus tôt il n'a produit que de la fausse vaccine (1).
Le docteur Grégory, médecin de l'hôpital des varioleux de
Londres, par la publication annuelle des tableaux de ses
vaccinations, arriva à constater la fréquence plus grande de la
Variole chez les vaccinés âgés de quinze à vingt-et-un ans (2).
Les docteurs Mitchel et J. Bell, dans la relation qu'ils
donnent de l'épidémie de Philadelphie en 1823 et 1824,
remarquent que la tendance à contracter la Petite Vérole
augmente chez les vaccinés à mesure qu'ils s'éloignent de
l'époque de leur vaccination. Une foule d'autres observateurs
Suédois, Danois et Allemands, parmi lesquels nous citerons
les docteurs Widing, Meuth, Pauli, Sonderland, Ritger,
Puchelt, Stosch (de Berlin), Siedler. . . . . et en France
les docteurs Robert (de Marseille), Honorat (de Dijon) et un
grand nombre de médecins, nommés dans le rapport de
M. Emery en 1828, signalent la fréquence beaucoup plus

---

(1) Steinbrenner, *Traité sur la Vaccine*, Paris, Labbé, 1846, p. 404.
(2) *Statistique de la Petite Vérole en Angleterre*, 1837.

grande des Varioles chez les individus âgés de dix à trente ans, et la gravité de la maladie croissant avec l'âge de l'inoculation vaccinale (1). M. le professeur Lereboullet (de Strasbourg), les docteurs Delacour à Sonzay, Biermann, Tueffard. . . . Grégory, Lenz, proposent, ainsi que plusieurs des médecins cités plus haut, tous d'après de nombreuses observations, de revacciner après un intervalle de dix à quinze ans. Cette pratique fut adoptée dans le Wurtemberg où le docteur Heim qui, de 1831 à 1836, avait observé cent quatre-vingt-six Varioles sur mille cinquante-cinq vaccinés, nous donne le résultat suivant des revaccinations pendant ces cinq années : quarante-quatre mille revaccinations sur la population civile donnèrent vingt mille succès, neuf mille vaccines modifiées et quinze mille sans aucun résultat.

Sur sept mille huit cent quarante-cinq militaires présentant des cicatrices normales, on obtint deux mille quatre cent trente-deux succès complet (31 p. 0/0) ; deux mille deux cent soixante-quinze vaccine modifiée (29 p. 0/0) ; et trois mille cent trente-huit sans résultat (40 p. 0/0). M. Heim remarque que passé la quatorzième année les Varioles et les Varioloïdes augmentent chez les vaccinés hors de toute proportion avec ce qui a lieu dans un âge moins avancé, et en conclut qu'on doit revacciner avant quatorze ans et même recourir à une troisième vaccination (2).

En Suède, en Norwége et dans le Danemarck, la question de la revaccination est aussi à l'ordre du jour, on pense de

---

(1) M. Emery, *Rapport sur les vaccinations*, 1828.
(2) *Gazette Médicale de Paris*, 1841, p. 491.

plus que la vertu préservatrice du vaccin s'affaiblit par ses transmissions d'homme à homme; opinion non justifiée et que nous examinerons bientôt.

En Prusse, la revaccination pratiquée sur quarante-sept mille deux cent soixante-huit militaires donne vingt-et-un mille trois cent dix-huit succès complets, (45 p. 0/0) (1).

En 1838 M. Dezeimeris, dans un mémoire plein de faits du plus haut intérêt, conclut des observations recueillies de toutes parts, que la revaccination est nécessaire et réussit d'autant mieux qu'elle est faite à une époque plus éloignée de la première vaccination (2).

Un grand nombre d'autres médecins, dont les noms et les travaux ne sauraient être rapportés ici sans allonger démésurément notre historique, sont partisans de la revaccination, et nous devons le dire, à l'époque où nous sommes arrivés, la majorité des médecins en Allemagne, en Suède, en Norwége et dans le Danemarck, beaucoup de médecins anglais et italiens, plusieurs médecins français professaient cet opinion que nous allons voir paraître dans les discussions de l'Académie de Médecine.

Les faits que nous venons d'énumérer ne s'étaient point produits sans objection ni résistance. Après les docteurs Woodville, Pearson, Bryce, Aikin, contemporains de Jenner, qui défendaient avec lui ses doctrines, nous voyons le professeur Thomson (d'Edimbourg) publier en 1818, en 1820 et en 1822 trois ouvrages dans lesquels il soutient « qu'aucun fait n'a confirmé la supposition récemment émise » que le pouvoir modificateur de la Vaccine s'affaiblit ou se

---

(1) *Gazette médicale*, 1841, p. 491.
(2) Dezeimeris, *Loco citato.*

» perd avec le temps ; » en 1824 Lüders affirmer que « une
» vaccine complète et régulière détruit d'une manière com-
» plète et constante la réceptivité pour la Variole dans l'or-
» ganisme humain ; » les docteurs Julius (de Hambourg),
Dufresne (de Genève), Coindet, Krauss se déclarer contre
l'idée de l'affaiblissement de la vertu préservatrice du vaccin
après un certain temps. Eichorn non content de défendre la
Vaccine de tout affaiblissement attaque avec violence ses
adversaires et nie complètement les faits qui lui sont
opposés (1).

En 1821 M. Husson (2) parlant des cas de Variole observés
sur des vaccinés les apprécie ainsi : « Lorsqu'on analyse tous
» ces faits on arrive toujours à un des résultats suivants : ou
» la vaccination quoique pratiquée n'a été suivie d'aucun
» développement ; ou l'opération a produit une vaccine non
» préservative ; ou la Variole a éclaté dans le cours de la
» vaccine ; ou enfin on a pris pour une Petite Vérole conta-
» gieuse une éruption qui a avec elle quelques points de
» ressemblance et que, pour cette raison on peut appeler
» varioloïde. »

Nous croyons nécessaire d'ajouter ici que pleins d'une
ardente confiance en l'efficacité du préservatif de la Petite
Vérole, les médecins d'alors étaient souvent tentés de rejeter
comme différents de la Variole des cas qui seraient bien
certainement aujourd'hui considérés comme appartenant
d'une manière évidente à cette maladie. On ne voulait pas de
Petite Vérole chez les vaccinés et on rejetait impitoyablement
comme n'en étant pas toutes les affections qui ne concordaient

---

(1) Steinbrenner, *Loco citato*, p. 417 à 424.
(2) Husson, *Rapport de 1821 sur les Vaccinations.*

pas minutieusement et dans tous leurs détails avec les descriptions données par les auteurs.

Nous pouvons, pour justifier cette assertion, invoquer une
sorte de jugement porté en 1820 par la Société médicale
d'Amiens dans une discussion qui s'est élevée alors entre un
des médecins de notre ville, qui annonçait avoir dans sa pratique un cas de Variole après Vaccine, et deux de ses confrères qui, chargés par la municipalité de rendre compte de
ce fait, avaient donné à la maladie le nom de *Petite Vérole
volante* ou *de Varicelle*. La discussion s'étant envenimée et
et étant devenue publique, la Société médicale d'Amiens,
formant le Comité central de Vaccine du département de la
Somme fut invitée par le Préfet à examiner la question et à
donner son appréciation. C'est cette appréciation que nous
reproduisons *in extenso,* elle pourra paraître un peu longue,
mais elle établit si complètement le parti pris de ne pas voir
de Petite Vérole après Vaccine, et l'existence de ce parti pris
non pas seulement dans cette Société mais aussi dans d'autres
comités, sur l'opinion desquels elle s'appuie, que nous avons
tenu à n'en rien supprimer :

« La Société médicale d'Amiens formant le Comité central
» de Vaccine du département de la Somme, considérant en
» premier lieu qu'il résulte : 1° de la déclaration faite à la po-
» lice d'Amiens, le 3 mars dernier, par le docteur G...., que
» la demoiselle Lecat, vaccinée avec succès dans son enfance
» était attaquée de la Petite Vérole, dont l'invasion avait eu
» lieu le 25 février précédent ; 2° de la lettre de ce docteur,
» en date du 22 mars, que l'éruption a commencé chez cette
» demoiselle le 28 février, par conséquent vers la fin du
» troisième jour et que la dessiccation a commencé le 5 mars,
» par conséquent dans la journée du neuvième ; 3° du rapport

» rédigé par MM. les délégués de la commission de santé
» que le 6, dans la soirée, la demoiselle Lecat offrait à la
» figure, aux bras et aux mains, les traces d'une éruption
» déjà éteinte, c'est-à-dire de petits boutons durs, desséchés,
» sans rougeur, gonflement, ni élévation de la peau.

» Considérant en second lieu : 1° Que l'opinion du doc-
» teur G..., sur les caractères distinctifs de la *Variole* et de la
» *Varicelle* (Petite Vérole volante), n'est pas toujours confirmée
» par l'observation clinique et par les descriptions données
» par les meilleurs auteurs ; que, par exemple, l'époque qu'il
» fixe à l'éruption et à la dessiccation dans la *Varicelle* n'est
» pas conforme, entr'autres au tableau comparatif adressé en
» 1819 par le comité central de Paris à tous les comités de
» Vaccine du royaume ; qu'il en est de même du commence-
» ment de la dessiccation dans la Variole, que l'époque
» en est fixée au onzième jour par *Sydenham*, le vrai législa-
» teur sur cette matière, ainsi que par tous les grands pra-
» ticiens, qui l'ont suivi, et que ces autorités ne peuvent être
» détruites par le témoignage de *Sauvages ;* parce que la
» description par ce nosologiste n'est qu'une esquisse infidèle
» du tableau tracé par *Sydenham* et *Helvétius*, qu'il cite néan-
» moins comme ses guides: parce qu'il a placé, mal à propos,
» dans le genre *Petite Vérole*, une variété de la *Varicelle*,
» et commis ainsi une erreur grave qui a été rectifiée par
» *Macbride, Vogel, Héberden, Franck* et tous les autres mé-
» decins qui ont traité le même sujet; qu'enfin la dépression
» centrale n'appartient pas exclusivement aux boutons de
» la *Variole* et de la *Vaccine*, puisqu'elle a été remarquée
» quelquefois sur ceux de la *Varicelle*, à Amiens, à
» Marseille, et par plusieurs observateurs, notamment par
» Franck.

» Considérant en troisième lieu : 1° Que les deux faits
» observés en 1818 chez le sieur Ledien-Canda, de la ville
» d'Amiens, ne peuvent être invoqués aujourd'hui à l'appui
» de la description donnée par le docteur G...., parce que
» dans un rapport lu dernièrement à la Société de Médecine
» de Paris et imprimé dans le journal qu'elle rédige, un
» membre de cette société a trouvé dans la description elle-
» même de ces faits, des arguments concluants pour établir
» qu'ils n'étaient qu'une anomalie de la *Varicelle*; 2° que
» plusieurs faits analogues, consignés dans les rapports an-
» nuels du Comité central de Paris et dans d'autres ouvrages
» modernes, constatent qu'il existe des variétés de la *Petite*
» *Vérole volante,* dans lesquelles l'éruption a eu lieu quel-
» quefois à la fin du troisième jour, et la dessiccation ne com-
» mence que le neuvième et même le dixième, ce qui paraît,
» au premier aspect, les rapprocher beaucoup de la *Variole,*
» dans laquelle la dessiccation des boutons de la figure com-
» mence le onzième ; 3° qu'il résulte d'un rapport présenté
» en 1819 à Monsieur le Préfet du département des Bouches-
» du-Rhône, par le Comité du dépôt de Vaccin à Marseille,
» qu'un individu vacciné depuis longtemps avec succès, a
» été attaqué d'une éruption varioliforme, dont la marche,
» les symptômes et la durée offraient tant d'analogie avec la
» Variole ordinaire, que plusieurs inoculations successives,
» répétées *de la manière la plus précise et la plus authentique,*
» ont pu seules éclairer le comité et l'administration sur le
» véritable caractère de la maladie, et la faire rentrer dans
» le cadre des anomalies de *la Petite Vérole volante.*

» Considérant en quatrième lieu : 1° Qu'une épidémie de
» *Varicelle* existe depuis plusieurs mois à Amiens, concur-
» remment avec celle de la *Variole,* de sorte que les deux

» éruptions attaquent quelquefois le même sujet presqu'en
» même temps, et que la première n'épargne pas plus ceux
» qui ont eu auparavant la Petite Vérole que les sujets vac-
» cinés ; 2° que cette épidémie a mis à portée de recueillir
» un grand nombre d'observations, et que parmi elles on doit
» citer celles de la demoiselle Devaux, faubourg de Noyon, et
» Péchin, rue des Gantiers, comme ayant fixé plus particulière-
» ment l'attention de plusieurs praticiens de cette ville et ayant
» été l'objet de deux rapports présentés au comité central.

» Considérant enfin : 1° Que sur l'un et sur l'autre de ces
» individus, l'éruption de la *Varicelle* a commencé à la fin du
» troisième jour, que la dessiccation a commencé vers le neu-
» vième, et qu'elle n'était pas encore générale et complète le
» onzième ; que la matière prise sur l'un des deux a été
» inoculée à un enfant qui n'avait pas eu la Petite Vérole et
» n'avait pas été vacciné ; que cette inoculation n'a produit
» que les effets ordinaires d'une irritation locale déterminée
» par l'opération et que cet enfant ayant été soumis ensuite à
» la vaccination, a présenté tous les caractères d'une Vac-
» cine régulière et vraie.

» D'après ces motifs, la Société Médicale d'Amiens formant
» le Comité central de Vaccine du département de la Somme
» estime : que la demoiselle Lecat, vaccinée heureusement
» dans son enfance, a été attaquée, à la fin de février dernier,
» non pas de la *Petite Vérole,* mais de la *Varicelle,* telle
» qu'on en observe actuellement à Amiens (1). »

Si nous avons reproduit cette délibération de la Société
Médicale d'Amiens, ce n'est pas dans le but de diminuer la

---

(1) Extrait du procès-verbal de la séance du 23 mai 1820, de la Société
Médicale d'Amiens.

juste considération de cette compagnie dont tous deux nous
nous honorons d'être membres. Ce n'est pas non plus pour
rabaisser le mérite de nos devanciers, hommes d'intelligence,
de savoir et de probité. C'est seulement comme nous l'avons
dit, pour montrer la confiance qu'avait inspirée la découverte
de Jenner, confiance entière, excessive peut-être, puisqu'elle
allait jusqu'à entraîner de bons esprits à rejeter les faits qui
contredisaient les opinions admises.

En 1833 M. Bousquet ne croit pas à la possibilité de la
reproduction de l'aptitude à contracter la Petite Vérole après
une bonne Vaccine ; pour lui les revaccinations ne sont qu'un
effet local et ne prouvent en rien contre la perpétuité de la
préservation vaccinale (1). Nous verrons M. Bousquet profes-
ser l'opinion contraire, quand des faits concluants lui auront
montré son erreur, et donner ainsi un exemple de conscience
et de probité scientifique qu'on ne saurait trop approuver.

L'Académie de Médecine soutint longtemps l'efficacité constante et perpétuelle du vaccin. Gardien des saines doctrines
scientifiques, ayant pour mission d'éclairer par ses décisions
le gouvernement et les administrations sur les choses qui in-
téressent la santé publique, ce corps savant, dont les juge-
ments ont toujours eu une influence décisive et inattaquée
précisément parce qu'ils sont toujours le résultat d'une appréciation complète, prudente et consciencieuse de faits bien
avérés, ne pouvait en effet admettre dans ses délibérations
publiques les observations tendant à restreindre la durée de
la préservation vaccinale, qu'autant que celles-ci auraient
reçu la consécration du temps et de l'expérience.

Mais tout en conservant dans ses rapports annuels les

----

(1) Bousquet, *Traité de la Vaccine*, 1833.

opinions du Comité central de Vaccine, l'Académie accueille
avec intérêt les communications qui lui sont faites sur la
durée de l'efficacité du vaccin. A mesure que les faits se
produisent et se multiplient, ils trouvent dans son sein
des défenseurs habiles et convaincus, et ainsi elle arrive
quand la lumière s'est faite par la discussion à modifier ses
anciennes opinions.

En 1836 elle avait adopté les conclusions suivantes du
rapport de la Commission de Vaccine : « La Vaccine est
» toujours le préservatif assuré de la Variole. . . . . .
» . . . Le virus vaccin n'a éprouvé aucune altération
» par suite de ses transmissions successives. La Variole, pro-
» prement dite, survenant après une vaccination normale et
» bien constatée, est un phénomène aussi rare que celui de
» la Variole attaquant deux fois les mêmes individus. Chez
» les personnes bien vaccinées les revaccinations ne réussissent
» que d'une manière exceptionnelle (1). »

Dans cette même année le Cow-pox fut découvert à Passy,
à Rambouillet et à Amiens.

Consultée en 1838 par le Ministre de l'Instruction publique,
sur l'opportunité de revacciner les élèves des colléges à la fin
de leurs études, l'Académie de Médecine n'admit un projet de
réponse concluant au rejet pur et simple de la revaccination,
qu'après une vive discussion, dans laquelle les opinions
nouvelles se firent jour avec énergie (2). Bientôt, en effet, la
question ayant été portée de nouveau devant l'Académie,
celle-ci, ébranlée par les cas nombreux de réussite de revaccinations, par les faits observés dans l'armée prussienne,

---

(1) Rapport sur les vaccinations de 1834, séance du 27 février 1836.
(2) Séance du 30 août 1838.

décide de remettre après de nouvelles études, à donner son
avis (1).

Cependant le rapport sur les vaccinations de 1836 conclut
encore à la vertu préservatrice, constante et perpétuelle du
virus vaccinal ; mais la question de la revaccination dans les
colléges s'étant encore reproduite, il est établi en principe
que les rapports annuels sur la Vaccine devront traiter de la
revaccination (2).

A cette époque M. Dezeimeris publia le travail que nous
avons cité, approuvant la revaccination combattue dans un
mémoire de M. Gaulthier de Claubry.

En 1839, en 1840, en 1841, les conclusions habituelles
sont reproduites, cependant le rapport de 1841 donne lieu à
de longs et brillants débats où l'utilité des revaccinations est
défendue avec talent par de nombreux orateurs. Mêmes conclusions en 1842 et 1843.

En 1845 l'Académie des sciences sur le rapport de
M. Serres, pour les prix proposés en 1838, accorde un prix
de cinq mille francs à M. Bousquet, un de deux mille cinq
cent francs à M. Steinbrenner (de Wasselone), et un autre
de la même valeur à M. Fiard. Les conclusions de ces trois
mémoires, adoptées par le rapporteur, admettent au moins
pour le plus petit nombre des vaccinés, la nécessité des revaccinations après quatorze ans, et l'utilité de recourir le plus
souvent possible au Cow-pox pour renouveler le vaccin (3).

A mesure que les faits de revaccination devenaient plus
nombreux et plus concluants, ils prenaient une place de plus

---

(1) Séance du 18 septembre 1838.
(2) Même séance.
(3) Académie des Sciences, séance du 3 mars 1845.

en plus considérable dans les délibérations de l'Académie de
Médecine. Les objections contre la revaccination devenaient
plus rares et moins formelles. Enfin en 1845 l'Académie
donnait son approbation aux propositions suivantes du rapport de la Commission de Vaccine : « Les ferments qui pré-
» disposent à la Variole ne sont pas complètement subjugués
» par la Vaccine. . . . L'influence de celle-ci décroît,
» mais sans s'effacer complètement, par l'action du temps
» seul. . . . . Alors même que le vaccin n'est qu'un
» préservatif temporaire, son influence persiste ordinairement
» durant toute l'enfance (1). »

On voit par ces conclusions, qui vont se montrer plus nettes
et plus développées, que l'utilité sinon la nécessité des revaccinations est admise par l'Académie. La question est désormais jugée et pendant plusieurs années elle n'est plus traitée
que d'une manière incidente ; ainsi en 1847 le rapporteur de
la Commission de Vaccine conseille la revaccination comme
un moyen de s'opposer au développement des épidémies de
Variole (2).

En 1850 l'Académie de Médecine de Belgique proclamait
les mêmes opinions, et la discussion ne portait dans son sein
que sur le nombre d'années après lesquelles la Vaccine devait
être inoculée de nouveau (3).

Le rapport de M. Bousquet à l'Académie Impériale de
Médecine en 1855 contient les paroles suivantes : « La modi-
» fication vaccinale s'affaiblit à la longue chez un certain
» nombre de vaccinés et l'aptitude à la Variole renaît dans

---

(1) Académie de Médecine, séance du 5 août 1845.
(2) Académie de Médecine, rapport sur les vaccinations de 1845.
(3) *Gazette médicale de Paris*, 1850, p. 514 et suiv.

» la même proportion ; c'est aujourd'hui l'opinion la plus
» commune. Mais telle que le temps l'a faite, la Vaccine est
» un assez grand bienfait pour conserver la place qu'elle tient
» dans les meilleures pratiques médicales . . . .
» La Vaccine porte avec elle le remède de ses faiblesses. Il
» suffit de la répéter pour en continuer l'effet, en théorie il
» n'y a nulle difficulté, en fait la chose est prouvée (1). »

M. Depaul en 1857 insiste, avec juste raison, sur l'utilité
des revaccinations, et M. Trousseau demande que l'Académie
émette dans son rapport le vœu que la revaccination soit rendue obligatoire pour l'armée. Cette mesure a été appliquée
à l'armée française par une ordonnance ministérielle et depuis
cette époque la revaccination est pratiquée chaque année sur
les jeunes soldats.

II.

Pour compléter la tâche que nous nous sommes imposée, il
nous reste à parler de la seconde question ; de la dégénéres-
rence du virus vaccin par transmissions successives.

La question fut soulevée en 1818 par M. Brisset ; dès cette
époque plusieurs médecins s'étaient préoccupés de l'avantage
qu'il y aurait à recourir au Cow-pox ; à Amiens cette opinion
avait été énoncée dans cette même année, le médecin des
épidémies des arrondissements de Doullens et d'Amiens avait
exprimé le désir « de voir retremper le vaccin, c'est-à-dire

---

(1) Académie de Médecine, séance du 3 juillet 1855.

(2) *Gazette Médicale de Paris.* — Académie de Médecine, séance du 17
novembre 1857, page 739.

» de reprendre au pis de la vache ce qui lui a été primitive-
» ment emprunté (1). » M. Brisset, dans un mémoire présenté à la Société de la faculté de Médecine, exposa qu'à
sa rentrée dans la pratique civile, en 1815, il avait trouvé
une grande différence entre les pustules vaccinales d'alors
et celles qu'il avait l'habitude de voir avant d'avoir embrassé
la carrière militaire en 1809. Les pustules étaient beaucoup
moins développées et leurs aréoles également bien plus
faibles ; il avait continué depuis ce temps à faire des recherches et avait comparé à cet effet les éruptions vaccinales d'alors et les phénomènes locaux, et généraux qui
les accompagnaient avec les descriptions que donnent de la
Vaccine les auteurs des premiers temps (2). Dans un second
mémoire publié dix ans après, M. Brisset développa de
nouveau son opinion, acceptée déjà et défendue par un grand
nombre de médecins étrangers, parmi lesquels nous citerons
MM. Gœlis (de Vienne), Kausch, Schearman, Léon Wolff
et le docteur Grégory. Il appuyait sa doctrine sur quatre
séries de preuves :

1° Preuves fondées sur l'analogie du virus vaccin avec
d'autres virus et avec les miasmes contagieux ;

2° Preuves fournies par les épidémies de varioloïde qui
attaquent tous les ans un nombre plus considérable de vaccinés ;

3° Preuves tirées de la différence évidente entre les symptômes locaux et généraux de la Vaccine d'aujourd'hui et de la
Vaccine des premiers temps ;

4° Preuves tirées de la différence que présentent les cica-

---

(1) *Société Médicale d'Amiens*, procès-verbal du 16 novembre 1818.
(2) Steinbrenner, *Loco citato*, p. 485 et suiv.

trices de la Vaccine d'aujourd'hui avec les cicatrices encore
existantes des premières années (1).

Après cette seconde publication les partisans de la dégénérescence du vaccin, par transmissions successives, devinrent
de plus en plus nombreux ; des recherches et des expériences
faites dans tous les pays vinrent confirmer : que les aréoles
des pustules vaccinales étaient moins étendues et moins fortes
que par le passé ; que les pustules elles-mêmes étaient plus
petites, plus chétives, plus pauvres en lymphe et ne donnaient
lieu qu'à une réaction presque toujours imperceptible ; que
les cicatrices des vaccinés, de 1805 à 1812, étaient moins
profondes, plus blanches et plus petites que celles observées
sur les vaccinés avant 1805.

En 1833 M. Fiard revient sur cette question déjà portée
par lui en 1831 devant l'Académie de Médecine ; il avait
essayé, sans succès, de reporter le virus vaccin sur la vache ;
ses expériences furent regardées par l'Académie comme non
concluantes (2).

Jusqu'alors les points de comparaison directe avaient manqué, en effet on n'avait pu se procurer de Cow-pox ; en 1836
MM. Perdrau, Nauche et Bousquet le rencontrèrent à Passy,
et M. Bousquet put faire alors des expériences comparatives
très variées. Les résultats qu'il obtint et qu'il décrit avec tant
de précision, méritent d'autant plus de confiance que ses
essais furent pratiqués devant plusieurs médecins honorable-
ment connus ou membres de la Commission de Vaccine (3).
Il fut alors démontré que le virus nouveau donnait des

(1) Steinbrenner, *Loco citato*.
(2) Académie de Médecine, séance du 21 avril 1835.
(3) Bousquet, *Nouveau traité de la Vaccine*, Paris, 1848, p. 402.

pustules mieux formées, plus déprimées au centre, plus
brillantes et plus fermes que celles produites par l'ancien
vaccin ; que le liquide qui en provenait était plus transparent
et plus pur. M. Bousquet a pu voir son nouveau vaccin occa-
sionner parfois quelques-uns des accidents si redoutés par
Jenner. Relativement aux phénomènes généraux et à la
marche des pustules, il y avait entre les nouveaux boutons
et les anciens à peu prés la même différence qu'entre la
Variole et la Varioloïde (1). De toutes parts on put faire
des expériences comparatives avec le nouveau vaccin
propagé par M. Bousquet et dès ce moment, l'opinion
que le vaccin dégénère par de nombreuses transmissions
d'homme à homme acquit tous les jours plus de partisans
en France.

Les expériences de M. Bousquet furent répétées en 1841
par M. Steinbrenner (de Wasselone), avec du Cow-pox pro-
venant de Stutgard ; en 1844 par M. Magendie, devant la
Société de Médecine du douzième arrondissement. En 1845
M. Serres les signale dans son rapport à l'Académie des
Sciences.

Si les expériences dont nous venons de parler ont établi
d'une manière incontestable que dans certains cas le vaccin
pris directement à sa source, le Cow-pox, en un mot, a produit une vaccine avec des phénomènes immédiats plus complets, plus marqués que les phénomènes qui accompagnent
l'éruption de l'ancien vaccin, en résulte-t-il que ce nouveau
virus ait une vertu préservatrice plus entière, plus complète,
plus durable que l'ancien? M. Bousquet qui examine cette
question, croit qu'il n'en est rien ; s'appuyant sur ce qu'une

---

(1) Bousquet, Ouvrage cité, p. 409.

Variole discrète, une Varioloïde préserve aussi bien d'une nouvelle Petite Vérole que la Variole la plus intense, il admet là parité de l'action préservatrice de l'ancien et du nouveau vaccins. D'ailleurs si dans quelques cas le Cow-pox a donné une Vaccine plus forte dans son éruption que le vaccin ancien, il en est d'autres où l'éruption n'a pas présenté de différences tranchées avec celle du virus des premiers temps (1). Cependant comme la dégénérescence du virus vaccin, quant aux symptômes de son évolution par suite de transmissions nombreuses d'homme à homme est démontrée, M. Bousquet conclut en 1855 devant l'Académie de Médecine à la nécessité de recourir au Cow-pox pour le régénérer. En 1856 le même rapporteur de la Commission de Vaccine invite les personnes qui pourraient être assez heureuses pour trouver le Cow-pox, à transmettre ce virus à l'Académie (2).

Ainsi l'opinion, généralement admise aujourd'hui, est qu'il faut revenir au Cow-pox aussi souvent que le hasard ou nos recherches le feront découvrir; qu'il est utile pour tous, indispensable pour un grand nombre de se soumettre à la revaccination en temps ordinaire; nous la conseillerions même comme mesure générale en temps d'épidémie. Nous croyons néanmoins à l'efficacité du virus découvert par Jenner; les faits depuis soixante ans l'établissent d'une manière incontestable. La Petite Vérole, si elle n'a pas été éteinte comme on avait pu l'espérer, a du moins été modifiée et tellement atténuée dans ses symptômes et dans ses conséquences, que nous pouvons dire encore avec Alibert : « Que la Vaccine est un

(1) Bousquet, Ouvrage cité, p. 417 et suiv.
(2) *Gazette médicale*, 1856. Séance de l'Académie Impériale de Médecine du 17 juin 1856.

» des dons les plus précieux que le génie de l'homme ait fait
» à l'homme. »

La crainte, si souvent exprimée, de voir les revaccinations
diminuer la confiance des populations en la Vaccine nous
paraît illusoire. Il y a, sans parler des dangers auxquels
sont exposés les individus qui contractent la maladie, plus
d'inconvénients au point de vue de la confiance générale
à ne pas revacciner qu'à le faire ; en effet, les Varioles survenant chez des vaccinés prouvent plus contre l'efficacité de
la Vaccine et doivent lui enlever plus de partisans que la
revaccination.

CHAPITRE VIII.

De la Variole depuis la découverte de la Vaccine.

La découverte de la Vaccine fut d'abord généralement considérée comme devant amener la disparition complète de la Petite Vérole ; le chapitre précédent a été consacré à montrer que cet espoir ne s'est pas réalisé, qu'aujourd'hui encore la Variole est une maladie fréquente et que, même en supposant que pas un individu ne soit soustrait à la préservation vaccinale, il ne nous serait pas possible d'affirmer que la Petite Vérole ne pourra plus se montrer. Mais si cette maladie existe encore, si elle doit continuer pendant longtemps à attirer l'attention des médecins et des administrations, est-ce à dire qu'il n'y ait eu rien de changé par le vaccin. Loin de là, la Variole a été puissamment modifiée, le nombre des sujets qui ne la contractent jamais est maintenant de beaucoup le plus considérable, ses symptômes, sa gravité, ses conséquences, son danger ont été sensiblement atténués. Ces modifications sont même si profondes que l'on a longtemps douté et que des observateurs doutent encore de l'identité de nature entre la Petite Vérole ancienne et la Variole des vaccinés, à laquelle on a donné le nom nouveau de. Varioloïde.

La Varioloïde, chez la plupart des sujets qui en sont atteints après une bonne vaccine, se présente avec les symptômes suivants :

Au début, malaise, frissons, céphalalgie, douleurs des lombes, fièvre, nausées, vomissements bilieux, agitation..... Ces phénomènes prodromiques sont d'une intensité variable, tantôt assez légers, ils se montrent dans d'autres cas avec une violence très grande; ils durent en général pendant deux, trois et quatre jours, et diminuent notablement ou cessent à l'apparition des symptômes de l'éruption.

Celle-ci est caractérisée par de petits points rouges, semblables à des piqûres de puce, se montrant le plus ordinairement d'abord à la face où ils restent quelquefois limités, puis au cou, sur les mains, les bras, la poitrine, etc., comme cela a lieu dans la Petite Vérole. Dans un petit nombre de cas l'éruption ne suit pas cette marche, mais se montre indistinctement sur toutes les parties du corps. Cette éruption est en général peu nombreuse, cependant on l'a vue très abondante sans que jamais les tâches soient assez rapprochées pour qu'en se développant elles puissent se confondre. Les points rouges se changent en petits boutons aplatis, déprimés au centre et relevés sur les bords absolument comme les pustules vaccinales, ou bien encore en petites vésicules contenant un liquide jaune citrin. La tuméfaction du visage et des paupières, la rougeur dans l'intervalle des boutons ne se montrent pas toujours, bien qu'on ait pu les observer avec un développement assez considérable dans certaines épidémies.

Parvenue à ce point, c'est-à-dire vers le huitième jour, la maladie se termine rapidement, il n'y a pas de suppuration, pas de fièvre secondaire, les boutons se couvrent d'une croûte d'un brun rougeâtre, se dessèchent, tombent rapidement et tout peut être fini du dixième au douzième jour.

Les boutons de la Varioloïde ne se présentent pas tous avec le même aspect, au même degré de développement; à côté de vésicules ombiliquées peuvent se trouver des papules qui

avortent, ou bien des vésicules arrondies, pleines de liquide
ou bien déjà desséchées.

Le tableau que nous venons de tracer de la Varioloïde (1)
fait voir que les périodes d'invasion et d'éruption de cette
maladie ne diffèrent en aucune façon des mêmes périodes de
la Petite Vérole naturelle, au point que dans les six ou sept
premiers jours il serait impossible de faire la distinction des
deux affections. Les différences ne se montrent qu'à partir
du huitième jour ; au lieu de continuer sa marche, suppuration, fièvre secondaire, temps d'arrêt puis dessiccation,
comme la Variole naturelle, la Varioloïde se termine brusque-
ment et la dessiccation se montre sans que l'éruption passe
par ces états intermédiaires. L'éruption dans la Varioloïde
ne pénétre pas aussi profondément que celle de la Petite
Vérole, elle reste limitée à la couche papillaire, ce qui
peut expliquer l'absence ordinaire de cicatrices après
la chute des croûtes. La pustule de la Varioloïde n'est
pas cloisonnée comme celle de la Variole, elle est
unique.

M. Bousquet (2) résume ainsi les caractères de la Varioloïde : « elle n'a ni période de suppuration, ni fièvre de
» suppuration, la marche en est par conséquent plus rapide
» que celle de la Variole, la durée plus courte, le siége plus
» superficiel, l'intérieur de la pustule plus simple, et finale-
» ment plus de bénignité. »

Maintenant cette maladie, cette Variole tronquée, avortée,
cette Varioloïde en un mot est-elle bien identique, dans sa

---

(1) Cette description est presqu'entièrement prise dans l'excellent ouvrage
de M. le docteur Bousquet, *Nouveau traité de la Vaccine*, IIᵉ partie, chapitre 2, *de la Petite Vérole des vaccinés*, p. 337 et suiv.

(2) Ouvrage cité, p. 351.

nature, à la Petite Vérole, est-ce une modification de cette affection due à l'influence du vaccin, ou bien est-ce une maladie nouvelle qui serait venue remplacer la Variole dont malgré quelques traits communs elle serait essentiellement différente ; voilà ce que nous devons examiner en quelques lignes.

On a dit que la Varioloïde avait précédé la découverte de la Vaccine, qu'elle a été décrite par des auteurs antérieurs à Jenner comme s'étant montrée en même temps que la Petite Vérole dans certaines épidémies ; elle ne serait donc pas une Variole modifiée mais une maladie voisine de celle-ci il est vrai, mais sans être complètement de la même nature. On l'a donnée même comme une importation nouvelle en Europe et provenant orignairement de l'Amérique qui nous l'aurait transmise. Il est certain qu'on a vu et qu'on voit tous les jours des personnes qui n'ont pas été vaccinées, qui n'ont pas eu la Petite Vérole, n'offrir que les symptômes de la Varioloïde, mais ces faits ne prouvent rien contre l'identité des deux affections. En effet, dit M. Bousquet (1), « on » comprend que ce que la Vaccine fait pour quelques per- » sonnes, la nature le fasse pour d'autres. Toutes les orga- » nisations ne se ressemblent pas, il s'en faut, et voilà » pourquoi l'un prend une Variole discrète là où l'autre » gagne une Variole confluente et même mortelle. Le virus » étant le même pour tous, il est visible que la variété » des effets ne peut dépendre que de la variété des tem- » péraments. »

Du reste, un examen rapide des diverses opinions émises à ce sujet dans les travaux qu'il nous a été possible de consulter, montrera, nous l'espérons, combien est fondée l'opi-

---

(1) Ouvrage cité, p. 384.

nion de la majorité des médecins qui admettent l'identité des deux affections.

En 1835 nous trouvons un mémoire du docteur Albert, médecin praticien à Wiesentheid, qui après une comparaison des phénomènes de la Petite Vérole et de ceux de la Varioloïde conclut en ces termes :

« 1° La Varioloïde n'est pas une Variole modifiée par la » vaccination, car, sans cela, elle ne pourrait pas se mani- » fester chez les sujets non vaccinés.

» 2° La Varioloïde n'est pas une forme de la Variole, mais » un exanthème d'une nature particulière qui, à en juger » d'après les phénomènes qui l'accompagnent dans sa marche » et d'après la nature même de l'éruption, se rapproche plus » naturellement de la miliaire.

» 3° La vaccination est sans doute et restera toujours le » seul préservatif certain contre la Variole ; mais elle ne » saurait préserver de la Varioloïde, lors même qu'elle serait » pratiquée à plusieurs reprises avec succès (1). »

Dans une discussion à l'Académie de Médecine de Paris, en 1838 (2), M. Gérardin prétend que la Varioloïde se rapproche plus de la miliaire que de la Petite Vérole, et il s'appuie sur ce que dans toutes les épidémies la Varioloïde se montre chez des individus qui n'ont eu ni la Variole ni la Vaccine. Guersant père, fait remarquer que Thomson, dont l'opinion a été citée par M. Gérardin, range la Varioloïde avec la Variole dans les affections pustuleuses, la Varicelle parmi les vésiculeuses ; selon Guersant ce serait cette dernière maladie et non la Varioloïde qui se rapprocherait de la miliaire. De

---

(1) *Mémoire sur la nature de la Varioloïde*, par le docteur Albert, médecin praticien à Wiesentheid, *Gazette Médicale de Paris*, 1835, p. 593 à 597.
(2) Séance du 25 septembre 1838.

plus, ajoute-t-il, les Varioles modifiées deviennent plus fréquentes qu'il y a dix ans, elles sont aussi graves par leurs symptômes généraux que la Variole et n'en diffèrent que par leur marche plus rapide et la dessiccation des pustules.

Dans un travail sur la vaccination et la revaccination, par le docteur Roesch de Schwenningen, nous trouvons les conclusions suivantes :

« 1° La Varioloïde et la Variole ont une origine commune
» et s'engendrent réciproquement ; ces deux formes de
» maladie ne diffèrent pas essentiellement et il n'y a de diffé-
» rence que dans l'intensité de leurs symptômes, depuis les
» plus bénins jusqu'aux plus graves.

» 2° La Varioloïde, c'est-à-dire la forme mitigée ou hybride
» des pustules varioleuses, se recontre chez les individus non
» vaccinés et ayant déjà eu antérieurement la Petite Vérole,
» mais s'observe le plus souvent chez des individus vaccinés.

» 3° Ce n'est que dans les cas les plus rares qu'un sujet bien
» vacciné se trouve atteint dans la suite de la Variole com-
» plète ; le plus souvent il n'y a qu'une simple fièvre vario-
» leuse avec éruption de quelques pustules, s'approchant des
» limites de la véritable Variole (1). »

Le 26 avril 1842, à propos des conclusions du rapport de M. Gaultier de Claubry sur les vaccinations de 1840, une discussion s'éleva à l'Académie de Médecine sur l'identité de nature de la Varioloïde et de la Petite Vérole. MM. Double et Honoré soutiennent que la Varioloïde ayant existé de tout temps conjointement avec la Variole, devait nécessairement être considérée comme une affection différente de celle-ci. MM. Piorry, Rayer, Devilliers, Velpeau et Bousquet admettent l'opinion opposée. Pour M. Piorry, il n'y a pas de signes

---

(1) *Gazette Médicale de Paris*, année 1839, p. 183.

différentiels de la Varioloïde et de la Variole ; la différence de
durée des diverses périodes et de la maladie totale en fait
plutôt deux degrès d'une même affection que deux espèces
distinctes ; dans toutes les épidémies on a pu voir la Variole
transmise par des individus qui n'avaient que la Varioloïde.
M. Rayer croit que la Varioloïde et la Variole sont dues à
un même contagium, seulement agissant dans un cas avec
plus d'intensité que dans l'autre, ou rencontrant des individus
plus ou moins disposés à en ressentir l'influence. M. Devilliers cite un cas où l'inoculation de la Varioloïde a donné
lieu à une Petite Vérole véritable. Les deux maladies sont
identiques aux yeux de M. Velpeau, bien qu'offrant des
nuances particulières ; il a vu et il raconte plusieurs faits
où la Varioloïde est née du contact de la Variole et
réciproquement. M. Bousquet ne doute pas que la Variole
et la Varioloïde ne soient de même nature, les deux
éruptions se montrent ensemble, dans le même temps, les
mêmes lieux, naissant l'une de l'autre ; l'observation a,
depuis trois ans, démontré à M. Chomel que les vaccinés
arrivant dans son service avec la Varioloïde en avaient
été atteints par suite d'un contact avec des varioleux ;
l'expérimentation donne les mêmes résultats : en 1818,
M. Lafont-Gouzi, médecin de Toulouse, inocule la matière de l'eruption d'une Variole née chez une vaccinée et
qualifiée de varicelle par plusieurs médecins, à un enfant non
vacciné, l'inoculé eut une Petite Vérole parfaitement caractérisée et la communiqua à d'autres enfants ; les mêmes
expériences répétées ont conduit aux mêmes résultats. La
Varioloïde peut remplacer la Petite Vérole, elle en tient lieu,
M. Guillon, à Saint-Pol de Léon, ayant inoculé la Varioloïde,
à défaut de vaccin, eut le bonheur de ne voir naître que des
Varioloïdes et cependant après seize ans aucun des inoculés

n'a pris la Petite Vérole, donc la préservation due à la Varioloïde égale la préservation due à la Variole elle-même.

Le docteur Ritter, médecin à Rottenbourg, publie, en 1846, un travail intitulé *De l'histoire et de la nature de la Varioloïde,* où il soutient que cette maladie diffère essentiellement de la Variole et n'a aucun rapport de causalité avec la Vaccine ; que la Varioloïde, plus ancienne en Europe que la Vaccine, s'observe chez les individus vaccinés ou non, ayant ou n'ayant pas eu la Variole ; que l'inoculation d'un mélange de pus variolique et de vaccin lui a donné des pustules varioleuses ou vaccinales et non des pustules de Varioloïde (1). Cette étrange expérience ne nous paraît guère concluante.

Un rapport de M. Craninx sur un mémoire intitulé *Quelques réflexions sur la Variole et la Varioloïde,* par M. Van Berchem, donna lieu à une discussion intéressante à l'Académie de Médecine de Belgique dans sa séance du 23 mars 1850. Le rapporteur, partageant les convictions de l'auteur du travail, admet que la Variole et la Varioloïde ne sont que des degrés d'une même affection ; les raisons sur lesquelles cette opinion est fondée sont à peu près celles qui ont été données dans la discussion de l'Académie de Médecine de Paris en 1842.

Ainsi deux opinions se sont trouvées en présence au sujet de la Varioloïde, l'une faisant de cette maladie une affection tout à fait différente de la Variole, l'autre au contraire considérant les deux affections comme des degrés différents d'une même maladie. La première s'appuie sur la préexistence de la Varioloïde à la Vaccine et sur son apparition chez des sujets vierges de Vaccine et de Variole. La seconde opinion compte un bien plus grand nombre d'adhérents ; les objections qui précèdent leur paraissent de peu d'importance

---

(1) *Gazette médicale de Paris,* 1846, page 350.

puisque rien ne s'oppose à ce que certains individus ne soient
aptes, en vertu d'une disposition particulière, à ne contracter
qu'une Variole mitigee, écourtée, une Varioloïde. De nombreuses raisons établissent d'une manière victorieuse l'identité
de nature contestée : la Varioloïde en effet se montre en
même temps que la Variole, sur les mêmes points ; la contagion de la Varioloïde fait· naître la Variole chez les individus
non vaccinés, tandis que le plus souvent la Petite Vérole ne
produit que la Varioloïde chez les sujets vaccinés. Nous
sommes, au moment même où nous écrivons, témoins d'un
nombre considérable de faits de cette nature dans une épidémie qui règne dans notre ville depuis plusieurs mois
(mars 1862). L'inoculation de la Varioloïde a reproduit la
Petite Vérole ; la Varioloïde jouit, au point de vue de la
préservation de la Petite Vérole, de la même vertu que la
Variole elle-même. Toutes ces propositions ne sont guères
aujourd'hui révoquées en doute que par un petit nombre
de praticiens adversaires obstinés de la revaccination, et
intéressés au point de vue de cette dernière opinion à
nier, chaque fois qu'ils le croient possible, qu'une affection de la nature de la Variole puisse se montrer après la
Vaccine.

La Varioloïde est la forme sous laquelle se présente le plus
souvent la Petite Vérole chez les sujets vaccinés, cependant
il est des cas, plus rares il est vrai mais que tous les médecins
qui ont eu à traiter des épidémies de Variole ont eu l'occasion
d'observer, où de véritables Petites Véroles, graves, même
confluentes, se sont montrées sur des personnes qui avaient
eu une bonne vaccine. L'un de nous a vu, il y a quelques
années, son frère qui offrait les cicatrices normales d'une
vaccination pratiquée dans son enfance, contracter à l'âge
de vingt-deux ans, une Petite Vérole confluente des plus

graves en allant visiter dans les hôpitaux un malade affecté de Varioloïde légère. Mais les faits de ce genre sont de beaucoup les moins nombreux et il est établi d'une manière certaine que si le vaccin n'a pas détruit chez tous les vaccinés la possibilité de la Petite Vérole, il a du moins rendu ses atteintes plus légères, ses conséquences moins redoutables. Un coup d'œil rapide sur les épidémies de Variole depuis le commencement du siècle suffira pour montrer quelle heureuse et profonde modification de cette maladie a été le résultat de la découverte de la Vaccine.

Une première remarque, que tous sont à même de faire, c'est que, si l'on examine parmi les personnes âgées de soixante ans celles qui ont eu la Petite Vérole, on en trouve un nombre considérable offrant les stigmates de cette affection ; en prenant un même nombre de sujets ayant eu la Petite Vérole après Vaccine on en trouve au contraire fort peu chez lesquels la maladie ait laissé des traces, et encore celles-ci, chez la plupart, se bornent à des cicatrices clairsemées qui n'ont en rien altéré les traits du visage. Les figures grêlées sont rares aujourd'hui, elles étaient très communes autrefois. Déjà à ce point de vue, la Vaccine a eu une incontestable et puissante influence.

Maintenant si nous comparons le danger de la Petite Vérole après vaccine avec le danger de la Variole chez les individus non préservés nous trouvons les chiffres qui suivent, rapportés par M. Bousquet (1) qui, après avoir passé en revue les épidémies de Variole de 1816 à 1841, résume ses conclusions dans un tableau que nous empruntons à son ouvrage.

---

(1) *Nouveau traité de la Vaccine,* page 294.

6

DATE.	LIEUX.	NOMBRE des malades.	NON VACCINÉS.	MORTS.	VACCINÉS.	MORTS.	VARIOLES en récidives.
1816	Montpellier	»	»	»	120	»	»
1817	Mihau	»	»	»	le 178	»	»
1818	La Martinique.	584	518	175	66	0	»
1825	Paris (Hôpital de la Pitié).	»	»	»	45 dont {30 de variole. / 15 de varicelle.	0	»
1825	Privas	120	100	»	20	3	»
1825	Beaucaire	2,461	2,070	»	391	1	»
1825	Strasbourg.	11	»	»	11 dont {5 varioles. / 1 variolode. / 5 varicelles.	45	»
1825	Saumur (École de cavalerie).	10,492	5,872	1,445	4,230	1	12 morts 3
1828	Marseille	604	168	95	478	0	2
1828	Digne	»	400	57	beaucoup.	»	»
1828	Riez	86	57	»	29 varioloïdes.	»	»
1829	Ille	123	100	»	15 id.	»	1
1829	Même département	71	50	»	41 id.	»	»
1830	Ille	46	54	»	15 id.	»	6
1831	Idem.	497	»	»	11 varioles.	1	»
1852	Beaugency.	82	109	13	88	1	»
1853	Strasbourg.	371	51	»	51 varioloïdes.	0	»
1854	Ille	87	296	8	69	0	»
1838	Bolbec.	49	56	»	51	»	»
1838	Cette.	»	»	2	175	»	»
1838	Dijon.	91	45	»	25	»	2 mort 0
1838	Clermont	»	»	»	48	6	3 mort 1
1838	Montauban.	»	»	»	57	0	4 id. 0
1838	Idem.	560	505	40	48	1	4 mort 1
1839	Idem.	10	»	5	57 dont 52 varioles.	1	»
1839	Nantes	41	21	10	10	2	»
1840	Institution des sourds-muets.	150 à 140	25	15	17	0	»
1841	Chalais.	94	128	6	108 dont {4 de variole. / 16 de variolode.		
de 1836 à 1841	Wasscionne	101	46	»	22		
1841	Castellane		81		44 dont {9 varioles. / 11 varioloïdes.		
1841	Paris (Hôtel-Dieu)				20		
1841	Lons-le-Saulnier.				16		
	Quimperlé						
	Totaux.	16,031	10,459	1,692	6,071	63	34 ... 5

Ainsi sur un total de seize mille cinquante-et-un malades, soixante-cinq pour cent environ n'avaient pas été vaccinés, trente-cinq pour cent avaient contracté la maladie après une vaccination plus ou moins ancienne. Sur les dix mille quatre cent cinquante-neuf malades non vaccinés il en est mort mille six cent quatre-vingt-douze, ou un sur six environ ; sur les six mille soixante-et-onze malades vaccinés, soixante-trois seulement succombèrent, c'est-à-dire environ un sur quatre-vingt-seize. Ce même tableau nous donne cinq morts sur trente-quatre Varioles en récidive, un mort pour sept malades. Le nombre des individus non vaccinés est, grâce aux efforts incessants pour propager la Vaccine, de beaucoup inférieur au nombre des personnes vaccinées. Dans la période de 1816 à 1841 il en était de même, et la différence de nombre au profit de la Vaccine était aussi considérable, qu'elle est aujourd'hui ; cependant la Petite Vérole a attaqué dix mille quatre cent cinquante-neuf non vaccinés, tandis que six mille soixante-et-onze vaccinés seulement en ont subi les atteintes. Pour les vaccinés un mort sur quatre-vingt-seize malades, tandis que pour les varioleux non vaccinés nous retrouvons la terrible proportion qui existait avant Jenner. Ces chiffres ont leur éloquence et répondent mieux que de longs raisonnements aux adversaires de la Vaccine.

Dans une épidémie qui a régné à Bologne, en 1849, M. Scandellari fait remarquer que sur trois mille Varioles observées, deux mille se sont montrées sur des sujets non vaccinés. Sur ces deux mille malades il en est mort quatre cent quatre-vingt-dix-huit, soit un sur quatre, proportion effrayante si elle n'est pas exagérée. Au contraire les mille varioleux vaccinés n'ont donné aucun cas de mort.

En 1852 notre collègue M. le docteur James, dans son

rapport sur la Vaccine et la Petite Vérole dans le département de la Somme pendant l'année 1850, donne les chiffres suivants : En 1849 il y eut mille six cents Varioles, dont la moitié environ sur des vaccinés, et cent vingt-sept morts. En 1850 mille huit cents personnes, dont un peu moins de la moitié avait subi l'inoculation vaccinale furent atteintes de la maladie et il y eut quatre-vingt-trois morts. M. James ne donne pas le chiffre exact des varioleux qui ont succombé après vaccine, mais il déclare que ce chiffre est de beaucoup moindre que celui des décès de varioleux non prémunis (1).

Sans multiplier davantage les citations qui toutes donnent des résultats semblables, nous dirons en résumé; que la Variole depuis la découverte de la Vaccine est devenue beaucoup plus rare, aujourd'hui en effet l'immense majorité des vaccinés échappe complètement à son invasion ; que contractée après une vaccine régulière et légitime, elle est rarement grave et se présente dans la plupart des cas sous une forme écourtée et bénigne à laquelle on a donné le nom de Varioloïde ; que le danger de mort pour les vaccinés n'existe que dans de minimes proportions. Ce qui prouve bien que c'est la Vaccine qui produit cette inoccuité de la maladie, c'est que le rapport des décès de Variole, au nombre des malades chez les non vaccinés, est resté comme dans les siècles précédents de un sur cinq à un sur sept. C'est donc avec juste raison que les médecins ont conservé et conserveront à l'avenir leur confiance dans la Vaccine; on ne nie plus du reste la vertu préservatrice du vaccin, elle est universellement admise.

---

(1) *Société de Médecine d'Amiens*, séance publique 1852, Amiens, 1852. Ce rapport de M. le docteur James a été l'objet d'une récompense de l'Acamie Impériale de Médecine.

Mais les adversaires de la Vaccine ont porté leurs attaques sur un terrain nouveau ; le vaccin est efficace pour préserver de la Variole, mais cette efficacité même le rend nuisible et on devrait le proscrire comme funeste à l'espèce humaine. L'examen des principales objections dirigées, à ce point de vue, contre la Vaccine va faire le sujet de la dernière partie de notre travail.

CHAPITRE IX.

Des accusations dirigées contre la Vaccine.

Depuis un certain nombre d'années des attaques d'une toute autre nature ont été et sont encore dirigées contre la Vaccine.

Les nouveaux adversaires du vaccin ont tenu à suppléer à leur petit nombre et à la faiblesse de leurs arguments par l'audace avec laquelle ils ont émis les affirmations les plus étranges, par le bruit qu'ils ont soulevé autour du moindre fait qui semblait justifier leurs opinions. Pendant quelques années ils ont multiplié les brochures, inondé les journaux scientifiques et autres de lettres et de mémoires. La guerre faite par eux à la Vaccine n'a point produit d'émotion dans le monde médical ; les médecins pouvaient, grâce à leurs connaissances spéciales, trop facilement apprécier le peu de valeur des objections. Mais le public, moins éclairé sur ces matières, aurait pu se laisser influencer par des accusations aussi hardies dans la forme qu'elles sont peu acceptables au fond, et si la juste confiance accordée par les populations au préservatif de la Variole n'eut pas été compromise, des doutes néanmoins auraient pu se produire,

doutes dont il est dès-lors utile de montrer le peu de fon-
dement.

Quelques médecins, MM. Verdé-Deliste, Bayard, Ancelon,
et en dernier lieu M. Villette de Terzé, un statisticien M. Carnot ont, depuis une quinzaine d'années, accumulé les attaques
contre le vaccin; et ici il nous sera permis de faire une
réflexion, c'est que parfois le ton des adversaires de la
Vaccine n'est pas marqué au coin de l'urbanité et de la poli-
tesse la plus exquise. Dans quelques-unes de leurs publications, ils dépassent de beaucoup le degré de vivacité permise
dans une discussion. Nous nous attacherons dans notre réponse
à éviter cet écueil et à conserver au moins les formes d'une
argumentation polie. Nous n'imiterons pas M. le docteur Villette de Terzé, qui incrimine les intentions de ses adversaires,
et au contraire nous déclarons ici que nous croyons à
l'absence complète d'intérêt particulier, à l'entière bonne foi
des hommes dont nous combattons les doctrines, leur accor-
dant ainsi ce qu'ils nous refusent avec tant d'insistance. Nous
ne mentionnerons pas une petite brochure née dans notre
ville; elle y a été, par les soins de son auteur, répandue avec plus de profusion que de succès. Œuvre d'un
homme étranger à la médecine, sinon dans la pratique,
du moins par les droits que lui confère son titre de phar-
macien, elle n'est guère que la copie des arguments des
auteurs que nous venons de citer et ne mérite aucune
attention.

Ce n'est pas sans examen et de parti pris que nous re-
poussons les attaques des adversaires du vaccin; nous sommes
loin d'être les partisans aveugles et systématiques d'une opinion par cela seul qu'elle est celle de la majorité; si des faits
bien démontrés, des observations sérieuses étaient opposés à

la Vaccine, après les avoir étudiés avec soin nous serions tout prêts à nous ranger du côté de la vérité ; mais jusqu'ici les objections dirigées contre la Vaccine ne sont pas de nature à changer nos convictions.

Si, à la fin du siècle dernier, quand les populations décimées par la Variole, quand les médecins abattus par l'inutilité de leurs efforts pour détruire ce fléau, recouraient à l'Inoculation dans le but de diminuer, non pas la fréquence de la Petite Vérole (nous avons vu que le contraire était plutôt à craindre) mais d'en atténuer les ravages, si on fut venu proposer un moyen presque certain d'empêcher le développement de cette maladie, de la rendre impossible pour la majorité des individus, d'en faire une affection bénigne pour le petit nombre de ceux que l'on ne pourrait mettre entièrement à l'abri de ses atteintes, et que l'on eut dit que la destruction de la Variole serait un jour attaquée et proscrite comme dangereuse pour l'humanité, certes nos devanciers se seraient refusés à croire à une pareille aberration d'esprit. C'est cependant ce qui a eu lieu de nos jours ; MM. Verdé-Delisle, Bayard, Ancelon, Carnot, Villette de Terzé ont eu le triste courage d'essayer de semer le doute et la défiance dans les populations, de rendre effrayante pour l'homme la disparition d'une maladie dont le préservatif a été il y a un demi siècle accueilli avec une reconnaissance, avec un enthousiasme dont l'histoire médicale n'offre pas d'exemple.

Ce n'est plus en discutant le plus ou moins de durée de la préservation vaccinale, la conservation plus ou moins complète de l'activité du virus, c'est en prônant, en réhabilitant la Petite Vérole que l'on fait le procès de la Vaccine. *Cette vraie peste des enfants,* comme l'appelle Fueldez, *cette maladie qui fait la honte et le désespoir de la médecine* (Muschenbroeck) n'est plus qu'une dépuration salutaire, qu'un artifice indispensable à la nature pour compléter, pour perfectionner l'organisme en le dépouillant des principes de toutes les maladies. On s'appuie sur quelques pages de Rhazès, fort ingénieuses peut-être, mais à coup sûr fort naïves, au point où sont arrivées les sciences, pour proposer l'abandon de la Vaccine, la remise en vigueur de l'Inoculation dans le but de propager la Petite Vérole et de rendre à l'espèce humaine dégénérée sa force et ses vertus premières.

Réfuter ces objections est une tâche ingrate, non pas qu'elles soient de nature à faire naître le moindre doute dans l'esprit des hommes éclairés, mais formulées, répandues dans des livres qui semblent s'adresser de préférence aux personnes étrangères à l'art de guérir elles ne reposent sur aucune donnée certaine, sur aucun fait précis et ne présentent que des affirmations difficiles à discuter à cause de leur étrangeté même.

Les adversaires de la Vaccine dont nous venons de citer les noms se sont tous attachés à la même argumentation ; *le vaccin préserve de la Petite Vérole, cela est vrai, mais c'est en cela même qu'il est nuisible en empêchant le développement d'une maladie nécessaire, avantageuse à l'humanité.* MM. Verdé-Delisle, Bayard et Ancelon ont engagé la lutte, soutenus par M. Carnot, ancien officier d'artillerie, qui, dans plusieurs publications, est venu apporter sous une forme algébrique, arithmétique, géométrique même une foule de théorèmes tendant à prouver que la Vaccine est funeste, puisqu'elle ne fait que reporter sur l'âge adulte la dette de l'enfance. En 1857, M. Villette de Terzé a repris et résumé l'œuvre de ses prédécesseurs. Après avoir reproduit la plupart de leurs assertions, émis sept propositions nouvelles et un théorème fondamental, posé et résolu un problème sur la cause *mathématiquement visible* de la diminution progressive du rapport des naissances aux mariages en France depuis l'année 1820, il est arrivé en dernière analyse à découvrir et à proclamer :

Que la Petite Vérole n'est pas une maladie, mais une crise physiologique.

Que la Vaccine est un délit commis contre la nature.

Qu'on a toujours considéré l'homme comme le chef-d'œuvre de la création et que celui qui a eu la malencontreuse idée de le perfectionner en greffant sur lui le virus d'un cheval ou d'une vache ressemble à un barbouilleur qui voudrait corriger un tableau de Raphaël, et il formule ainsi comme résultat de ses recherches, sous le titre de *Maximes* et d'*Aphorismes* vingt-deux pensées de la même force (1).

Le passage suivant résume assez exactement les accusations intentées contre la Vaccine : « L'espèce humaine dégénère, » aux puissantes races des siècles passés à succédé une géné- » ration petite, maigre, chétive, chauve, myope, dont le » caractère est triste, l'imagination sèche, l'esprit pauvre. » L'espèce est malingre, la nature semble avoir été arrêtée » dans sa marche et n'avoir pas acquis tout son dévelop- » pement. , ... La génération actuelle est en proie » à des maladies nouvelles et nombre d'anciennes sont » devenues plus fréquentes, plus graves, plus meurtrières.

---

(1) Villette de Terzé, *La Vaccine et ses conséquences funestes démontrées par les faits, les observations, l'anatomie pathologique et l'arithmétique*, Paris, 1857, Germer Baillère.

» .   .   .   .   La cause unique de ce désastre multiple c'est
» le vaccin (1). »

C'est ainsi que s'exprime M. Verdé-Delisle dans un livre
adressé, dit-il, aux académies, aux médecins et aussi aux gens
du monde, et dont le but est de proposer la remise en vigueur
de l'Inoculation comme moyen de propager la Petite Vérole
et d'opposer ainsi une digue à la dégénérescence physique et
morale de la population. Toutes ces assertions ne s'appuient
sur aucune preuve, sur aucune observation consciencieuse
et raisonnée des faits. Des affirmations purement gratuites,
des interprétations erronées ; voilà tout ce que renferment
les ouvrages de M. Verdé-Delisle et des nouveaux adversaires de la Vaccine.

Quant à toute la masse de chiffres accumulés par M. Carnot,
M. Bousquet, dans le rapport annuel de 1850 sur les vaccinations, en a fait bonne et complète justice. Par une argumentation serrée et précise il a remis la vérité en lumière et montré
le degré de confiance qu'on doit accorder aux conclusions
statistiques de son contradicteur (2).

Déjà en terminant son traité de la Vaccine et de la Petite
Vérole, dans un chapitre intitulé de l'*Influence de la Vaccine
sur la population*, M. Bousquet avait établi que ce qu'on attribue
au vaccin ne saurait lui être imputé ; que la diminution des
naissances, relativement au nombre des mariages, incontestable comme fait, n'est pas un résultat dû à un affaiblissement

---

(1) Verdé-Delisle, *De la Dégénérescence physique et morale de l'espèce humaine déterminée par le vaccin*. — Charpentier, 1855, p. v et vi, préface.

(2) Académie de Médecine. Rapport sur les vaccinations de 1848, séance
du 25 juin 1850.

physique de la population, mais bien plutôt la suite nécessaire des progrès de la richesse publique et de la civilisation. En effet, l'accroissement du bien être, l'amélioration des conditions de la vie, donne à l'homme une tendance à se préoccuper davantage de l'avenir de ses enfants et comme conséquence de cette prévoyance paternelle produit la diminution de la famille. M. Bousquet faisait encore remarquer que si la mortalité de l'enfance est devenue moindre, l'espèce humaine n'a point pour cela été soustraite aux causes de destruction qui l'environnent, et que le nombre des décès dus à la Petite Vérole ayant notablement diminué, le chiffre de mortalité de quelques autres affections a dû nécessairement être augmenté ; si en effet un quatorzième du genre humain était enlevé par la Variole et si cette proportion a été atténuée dans une grande mesure, il n'en faut pas moins que tôt ou tard nous acquittions tous la dette de la mort. Du reste, ajoute-t-il encore, la population ne saurait augmenter indéfiniment dans un pays qu'à certaines conditions. Il y a un rapport constant nécessaire entre la production d'une région et le chiffre de ses habitants, car il faut que les hommes se nourrissent et ils ne peuvent le faire qu'en se procurant, soit par la culture du sol, soit par voie d'échange, les objets de consommation.

M. le docteur Bertillon, dans un ouvrage intitulé *Conclusions statistiques contre les détracteurs de la Vaccine* (1), a repris une à une les propositions de M. Carnot, rétabli les chiffres inexacts, corrigé les déductions peu légitimes, et démontré que les conséquences tirées du travail de cet auteur

_____

(1) Paris, Victor Masson, 1857.

sont fausses et dans tous les cas complètement étrangères à l'influence du vaccin. Répondant à l'objection que la Vaccine a reporté sur l'âge adulte la dette de l'enfance, M. Bertillon nous montre (1) : qu'il y avait à la fin du dix-huitième siècle cent vingt décès sur mille enfants de zéro à cinq ans, et nous n'en avons que soixante-huit aujourd'hui. A l'âge le moins exposé, de dix à quinze ans, il y avait huit décès ; il n'y en a plus que cinq à six. De vingt à trente ans l'âge funeste, l'âge, objet des doléances des adversaires de la Vaccine sur mille vivants, Duvillard accuse treize décès six dixièmes, et tous nos documents, d'un commun accord, n'en donnent que dix à onze. Entre trente et quarante ans le progrès n'a pas été moins marqué : Duvillard donne dix-sept décès, nos tables neuf à dix, toujours sur mille vivants et ainsi de suite pour les âges suivants. A partir de soixante-dix ans la proportion se renverse et nous trouvons que le nombre des décès, de nos jours, est notablement plus grand qu'il n'était au dix-huitième siècle, ce qui devait nécessairement arriver.

M. Bertillon n'attribue pas exclusivement à l'influence de la Vaccine les améliorations réalisées, il fait remarquer que l'allongement de la vie humaine à chaque âge, du siècle passé à celui-ci, est le résultat complexe de la révolution sociale qui s'est opérée depuis cette époque, des progrès de l'hygiène publique et privée, de ceux de la prophylaxie et de la médecine (2).

La table suivante, empruntée au même auteur, fait voir combien sont peu fondées les assertions sur la diminution de

---

(1) Ouvrage cité, p. 78.
(2) Bertillon, ouvrage cité, p. 86.

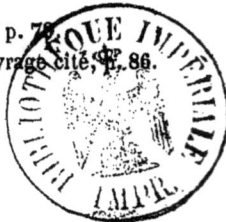

taille des conscrits, attribuée, comme toujours, à l'influence vaccinale.

ÉPOQUES.	COMBIEN SUR 100 CONSCRITS REÇUS ET DONT LA TAILLE A ÉTÉ MESURÉE	
	avaient la plus petite taille. (1570 à 1651 millim.)	avaient la plus grande taille. (au-dessus de 1651 mill.)
1re époque avant toute influence vaccinale 1816 à 1820.	53	47
au début de l'influence vaccinale 1821 à 1825.	52	48
2e époque après l'influence vaccinale 1843 à 1847 1848 à 1852.	51 50,4	49 49,6 (1)

Le nombre des conscrits dont la taille dépasse 1,651 millimètres va donc en augmentant.

Enfin nous ne reproduirons pas davantage les chiffres de M. Bertillon, chiffres combattus par M. Ancelon et M. Villette de Terzé, avec beaucoup plus d'aigreur que de force. Nous nous contenterons de recommander à ceux qui voudront suivre la discussion, l'intéressant et habile travail de notre honorable confrère de Montmorency.

L'affaiblissement de la race, attribué aussi à l'influence du vaccin, et qui faisait prévoir à nos adversaires l'époque où la population ne pourrait plus suffire au recrutement de l'armée, est démenti par des chiffres irrécusables : En 1842 le Conseil de révision, pour obtenir 80,000 soldats, était obligé d'exa-

---

(1) Bertillon, ouvrage cité, p. 148.

miner 180,409 jeunes gens et en renvoyait 58,262 pour la seule cause d'infirmités, soit 32,3 p. 0/0 ; en 1852 pour obtenir le même nombre on n'a examiné que 159,939 jeunes gens et les infirmités n'en ont fait réformer que 45,944, soit 29,3 p. 0/0. Le chiffre des exemptions a été sans doute plus élevé depuis que l'on a appelé tous les ans 140,000 hommes sous les drapeaux, mais la proportion a continué à décroître, et le rapport des exemptions pour cause d'infirmités au total des jeunes gens examinés est descendu un peu au-dessous de 28 p. 0/0.

Mais sur tous ces points une réfutation était possible, avec de la patience et du travail les erreurs de chiffres pouvaient être signalés, les conclusions modifiées ; il y avait en un mot quelque fond pour la discussion, l'essai d'un travail sérieux. Les assertions de M. Verdé-Delisle, adressées aux académies, aux médecins et aussi *aux gens du monde*, peut-être même de préférence à ces derniers, ne sont point discutables. On ne peut leur opposer que des dénégations presque continuelles, tant les faits mêmes vrais sont singulièrement présentés. Nous ne suivrons donc point cet auteur et les trois médecins qui ont adopté les mêmes opinions, pas à pas, nous nous contenterons de signaler et nous l'espérons de renverser en bloc la plupart des accusations qu'ils ont élevées contre la Vaccine.

La Petite Vérole est nécessaire à l'espèce humaine, c'est un moyen puissant de dépuration « tel que les individus chez qui » la Variole, produite dans des conditions louables, a rejeté » franchement, d'une manière bien énergique, les principes » qu'elle a mission d'emporter, et en quelque façon a bien épu- » ré tout l'organisme, ces individus ont montré généralement, » soit sous le rapport de la force physique, soit dans l'ordre

» moral et intellectuel, une supériorité incontestable (1). »
D'abord il est prouvé pour tout homme de bonne foi, et
l'histoire de la médecine est là pour l'attester, que l'apparition
de la Petite Vérole ne date que du sixième siècle de notre ère,
que les anciens n'ont ni dans leurs écrits, ni dans leurs ouvrages de peinture ou de sculpture, fait aucune mention de
son existence. Les adversaires de la Vaccine ont eu beau
torturer les textes d'Hippocrate et de Galien, ils n'ont pu y
trouver un seul mot indiquant la connaissance de cette terrible
affection. Rien de moins démontré que l'existence du germe
inné de la Petite Vérole, germe inné qui n'existait ni chez
les Grecs ni chez les Romains ; et cependant, bien que leur
organisme n'ait pu être épuré par la Variole, leur supériorité
soit sous le rapport de la force physique, soit dans l'ordre
moral et intellectuel, n'est guère contestable. Bien plus, cette
dépuration nécessaire accordée par la bienfaisante nature à
l'Arabie et à l'Egypte vers le sixième siècle de notre ère, ne
l'a été au midi de l'Europe qu'après les croisades, aux états
septentrionaux que vers la fin du douzième, dans le treizième
et dans le quatorzième siècles, au nouveau monde enfin que
dans le dix-septième siècle.

Manquant de cette épuration si utile, quand toutes fois elle
ne faisait pas périr l'individu qu'elle était destinée à amélio-
rer, nous sommes voués fatalement et sans rémission *à des
maladies nouvelles et à nombre d'anciennes devenues plus fréquentes, plus graves, plus meurtrières.* Ces maladies nouvelles
ou pour être plus exact que M. Verdé-Delisle, cette maladie
nouvelle c'est la fièvre typhoïde, « maladie presqu'inconnue
» avant la Vaccine et dont l'apparition a pris la faculté au

---

(1) Verdé-Delisle, ouvrage cité, p. 18.

» dépourvu (1). » Certes, M. Verdé-Delisle est modeste, il eut pu ne pas se borner à cette unique maladie nouvelle, il lui eut suffi pour cela de prendre les noms modernes de maladies anciennes et de les présenter comme de nouvelles entités morbides. Mais, n'en déplaise à nos adversaires qui ont fait de la fièvre typhoïde leur grand argument contre le vaccin, ce n'est pas comme ils le disent : « trompé » par une certaine analogie de quelques symptômes, qu'on » l'a confondue jusqu'à présent avec la fièvre putride ou » adynamique des anciens, dont les caractères sont pourtant » différents (2), » c'est par l'étude consciencieuse et attentive des nombreuses observations des médecins de tous les temps, de Sydenham, de Huxham, de Stoll, etc., c'est par l'examen des lésions anatomiques, coïncidant avec les symptômes décrits par ces auteurs, qu'on est arrivé non pas à faire une maladie nouvelle, mais bien à prouver que toutes les fièvres graves, désignées autrefois par les noms de fièvre putride, ataxique, adynamique, bilieuse, muqueuse, etc., ont toutes pour élément commun, pour phénomène dominant, pathognomonique, une lésion intestinale. Elles ne sont, en un mot, que des variétés d'une même affection, aussi les a-t-on réunies sous la désignation commune de fièvre typhoïde. Quant aux cas, dans lesquels avec les symptômes d'une fièvre grave la lésion intestinale n'est point observée, outre qu'ils sont relativement peu nombreux, ils ne peuvent être invoqués par les adversaires de la Vaccine qui s'appuient précisément sur l'existence de cette

---

(1) Verdé-Delisle, ouvrage cité, p. 66.
(2) Verdé-Delisle, ouvrage cité, p. 66.

7

lésion intestinale dans la fièvre typhoïde pour en faire une *Variole retournée.*

Quoiqu'un pareil examen puisse paraître superflu pour démontrer un fait admis sans contestation par tout médecin vraiment sérieux, passons en revue les descriptions que des auteurs ayant écrit avant la découverte de la Vaccine donnent des fièvres continues qu'ils ont observées.

Sydenham décrit ainsi la fièvre continue pendant la constitution épidémique des années 1661, 1662, 1663 et 1664 (1) :

« Les malades éprouvent des envies de vomir, sont altérés,
» la peau est sèche, la langue noire (page 15, § 2). Le ma-
» lade est le plus souvent comme un homme qui va rendre
» l'âme, il se trouve tout-à-coup sans force ; il survient dans
» le déclin de la maladie un flux de ventre, et celle-ci en
» devient plus longue et plus opiniâtre ; d'elle-même elle ne
» dure qu'environ vingt-et-un jours (page 16, § 7). La diar-
» rhée, un des principaux et des plus ordinaires accidents,
» provient de ce que dans le progrès de la fièvre l'humeur
» âcre et nuisible qui séjourne dans l'estomac, étant un peu
» digérée par la nature et continuellement poussée dans les
» intestins, les ronge de telle sorte qu'il s'en suit nécessai-
» rement un cours de ventre (page 21, § 9). Le malade peut
» éprouver de la phrénésie, ou (ce qui approche beaucoup de
» la phrénésie) le malade ne dort pas du tout, il pousse
» des cris fréquents, ses paroles sont mal articulées, la fu-
» reur est empreinte sur son visage, il raisonne en furieux
» (page 18, § 42).

» Il arrive souvent que le malade est tourmenté d'une

_____

(1) Sydenham, *Médecine pratique,* traduction de Jault, Paris, 1784.

» facheuse toux pendant toute la maladie (page 40, § 46). Il
» survient quelquefois un saignement de nez (page 41, § 48).
» Le saignement de nez et toutes les autres hémorrhagies
» excessives ont cela de particulier qu'elles reviennent aisé-
» ment (page 42, § 49). »

Ainsi, en résumé, saignement de nez, toux, perte d'appétit,
nausées, soif, langue sèche et noire, peau chaude et sèche,
diarrhée, insomnie, délire tranquille ou violent, prostration,
faiblesse, tels sont les symptômes qui caractérisent, d'après
Sydenham, les fièvres continues des années 1661, 1662,
1663 et 1664 ; fièvres dont la durée était de vingt-et-un jours,
mais pouvait se prolonger beaucoup au-delà.

La fièvre continue de 1673, 1674 et 1675 présentait,
d'après le même auteur, les symptômes suivants, outre ceux
qui sont communs à toutes les fièvres en général : « Les ma-
» lades étaient ordinairement attaqués d'une douleur assez
» violente à la tête et au dos, d'un assoupissement, d'une
» douleur tensive dans les articulations et les membres et
» même dans tout le corps, mais un peu moins grande que
» dans le rhumatisme. Les premiers jours la chaleur et le
» froid se succédaient alternativement, et quelquefois même
» il y avait de légères sueurs dès le commencement de la
» maladie. La langue, encore humide et un peu blanche si on
» abandonnait la maladie à elle-même, devenait, si on donnait
» des remèdes échauffants, très sèche, et d'une couleur jaune
» noirâtre ; la soif était vive, l'urine rouge (page 20, § 2).
» A ces symptômes se joignait une espèce de coma qui jetait
» le malade dans l'assoupissement et dans le délire ; il dor-
» mait quelquefois pendant plusieurs semaines et ne se réveil-
» lait que par de grands cris et avec peine ; alors il ouvrait
» simplement les yeux, et après avoir pris quelque remède

» ou un verre de sa boisson ordinaire il retombait aussitôt
» dans son assoupissement, lequel étai: si profond qu'il
» aboutissait quelquefois à une parfaite aphonie (page
208, § 3).

» Les malades, qui revenaient de cet état, commençaient
» à se mieux porter le vingt-huitième ou le trentième jour ; le
» premier signe de la convalescence était l'envie démesurée
» qu'ils avaient de quelque nourriture ou de quelque boisson
» extraordinaire. La tête restait faible durant quelques jours
» et penchait tantôt d'un côté, tantôt d'un autre. A mesure
» que les forces revenaient, cette faiblesse s'évanouissait
» (page 208, § 4).

» Quelquefois le malade avait plutôt un délire tranquille
» qu'un sommeil ; cependant il parlait de temps en temps sans
» rime ni raison, comme un homme qui est en colère et hors
» de son bon sens ; mais il ne devenait pas si furieux que ceux
» à qui la Petite Vérole ou d'autres fièvres causent la phréné-
» sie. Une autre différence, c'est qu'il s'endormait tout-à-coup
» par intervalles et ronflait plus profondément. D'ailleurs son
» délire, quoique moins violent que la phrénésie, durait plus
» longtemps ; le délire tranquille arrivait surtout aux enfants
» et aux jeunes gens au-dessous de l'âge de puberté, le délire
» furieux arrivait surtout aux adultes (page 208, § 5).

» Cette fièvre finissait pendant l'automne de 1675 par la
» dyssenterie et quelquefois par la diarrhée ; cette dernière
» surtout arrivait souvent lorsque le malade était encore
» assoupi ; mais la dyssenterie et la diarrhée n'étaient que
» des symptômes de cette fièvre (page 209, § 7).

» Non-seulement les signes manifestes d'inflammation ,
» mais encore l'assoupissement dont cette fièvre était plus
» souvent accompagnée que toute autre, demandaient l'usage

» continuel des lavements afin de détourner la matière fébrile
» qui se portait si rapidement à la tête (page 209, § 9).

» Les malades qui échappaient à cette maladie éprouvaient
» des sueurs abondantes ; cette sueur les affaiblissait extrê-
» mement ; ils étaient longtemps à reprendre leurs forces et
» même quelques-uns devenaient étiques (page 217, § 26).

Ainsi céphalalgie, assoupissement, courbature, alternatives
de frissons et de chaleur, langue d'abord blanchâtre et
humide, puis jaune noirâtre et sèche, coma, délire alternant
avec l'assoupissement ; difficulté de réveiller le malade, diarrhée, tels sont d'après Sydenham les phénomènes qui, joints
aux accidents communs à toutes les fièvres, caractérisaient la
constitution épidémique des années 1673, 1674 et 1675. Nous
nous contenterons ici, pour toute réflexion, de demander à
M. Verdé-Delisle et à ses adhérents comment ils appelleraient
une fièvre dans laquelle ils auraient observé les symptômes
qui précèdent.

Stoll nous a conservé l'histoire d'une maladie dont il a été
affecté (1), et en voici le résumé :

Après des fatigues considérables et de profonds chagrins,
et à la suite de symptômes précurseurs du côté des voies
digestives, il fut pris, le 20 décembre 1776, vers sept heures
du soir, d'une douleur sourde à la tête avec pente irrésistible
au sommeil ; tous les sens étaient embrouillés ; il éprouvait de
la douleur de reins et de la courbature ; la nuit se passa sans
sommeil ni tranquillité avec beaucoup d'agitation et de chaleur. Le 21 et le 22, les accidents augmentèrent ; il y eut
même un peu de délire. Le 23 et le 24, il y eut une grande

_____

(1) Stoll, *Médecine pratique*, traduction de Mahon. Paris, an IX, t. II,
p. 13 et suivantes.

augmentation dans les symptômes ; pouls plein, fréquent, fort ; nuits agitées, peu de sommeil troublé par des rêves fâcheux, la tête n'était pas nette. Le 25, aucun amendement dans les symptômes, la nuit fut très agitée, la tête se perdait de temps en temps. Le 26, chaleur considérable, continuelle, sans frissons ; pouls fréquent, faible ; confusion des idées plus grande ; la nuit fut encore plus fâcheuse. Le 27, chaleur considérable, pouls plus fréquent et plus faible, peu de sommeil, terreurs, agitation, propos sans suite, ardeur d'entrailles ; nuit orageuse, sans sommeil ; le malade délira et parla beaucoup. Le 28, hypocondres tendus, élevés, douloureux, gonflés comme dans la tympanite ; délire de temps en temps même pendant le jour ; trente-trois selles dans les vingt-quatre heures, langue sèche. Le 29, assoupissement pendant la nuit. Le 30 et le 31, assoupissement, délire ; pouls fréquent et petit ; selles involontaires, exacerbations pendant la nuit. Le 1ᵉʳ janvier 1777, moiteur de tout le corps, délire continuel. Le 2, délire continuel et furieux, carphologie, soubresauts de tendons, pouls vif, fréquent, inégal, petit, disparaissant sous le doigt ; le malade ne peut plus avaler ; le soir, moiteur générale, toux avec expectoration de crachats tenaces. Le 3, plus de tranquillité, délire plus doux, non continu ; le malade demanda le bassin pour uriner ; il était extrêmement faible, mais recommençait à prendre ce qu'on lui présentait ; il s'endormait de temps en temps, toux avec crachats tenaces et pituiteux ; le soir, bon sommeil, sueur abondante qui dura toute la nuit, le pouls se relève et devient plus vif. Le 4, le malade recouvre la connaissance, est tranquille, un peu de chaleur la nuit, sommeil mêlé de songes effrayants. Dès lors la convalescence commence, mais, pendant longtemps, le malade éprouva une certaine faiblesse dans les idées, des vertiges et des défaillances qui ne lui permettaient pas de rester sur son séant, des troubles dans la vision. Le 1er mars Stoll, complètement rétabli, reprit le service de son hôpital.

Nous ne croyons pas qu'après la lecture d'une observation aussi précise, il soit possible de nier que la maladie dont Stoll fut affecté n'ait été la fièvre typhoïde.

Chez une malade entrée à l'hôpital le 28 août 1776, Stoll avait observé les symptômes suivants : alternative de frissons et de chaleur, bouche amère, pâteuse, langue lisse, rouge, brûlante, pouls faible, très fréquent, pétéchies lenticulaires d'un rouge pâle. Cette malade rejetait les aliments et les remèdes, son pouls devint plus fréquent et plus faible, la langue sèche et raboteuse comme un morceau de viande rôtie, ardeur à la région précordiale et dans l'abdomen qui ne supportait pas le toucher; toux forte, sèche, délire la nuit mais par intervalles, mort le 23 septembre. On trouva à l'autopsie les lésions suivantes : l'épiploon était corrompu et sphacélé en partie, les intestins enflammés ou gangrénés en beaucoup d'endroits, la membrane interne de l'estomac parsemée de tâches rouges, lenticulaires, semblables à des pétéchies, et de quelques points livides ; la vésicule du fiel gorgée d'une grande quantité de bile non altérée ; les glandes du mésentère plus grosses qu'à l'ordinaire, et semblables à des grumeaux de sang . . . . . les poumons étaient sains.

Cette fièvre, suivant Stoll, pourrait être appelée bilieuse ou putride, et à cause des accidents graves qu'elle présente, fièvre maligne. La fièvre, dite maligne, comprendra sous elle, comme autant de différences accidentelles de la même maladie, les autres fièvres que l'on a nommées *pétéchiale, pétéchisante, miliaire, des prisons, des hôpitaux, des armées. . . . (1).*

A propos de la fièvre d'été de 1777, Stoll se livre aux considérations suivantes que nous citons textuellement. En effet, ce passage nous semble plaider avec évidence la cause que nous défendons, l'unité des fièvres graves rangées par les anciens sous une multitude de noms différents et réunies de nos jours, sous la dénomination de fièvre typhoïde.

« Tous les étés, dit-il, la bile produit des fièvres qui toutes
» sont de *même* nature, mais qui varient dans les différentes
» années, à raison du nombre, du danger, de la marche plus
» ou moins rapide, ou de tel ou tel symptôme plus marquant
» que les autres.

» Cette variété seulement accidentelle de la même maladie,
» pour n'avoir pas été saisie par les médecins, a introduit
» beaucoup de confusion ; car ils ont établi autant de fièvres
» différentes par essence qu'ils ont aperçu de symptômes un
» peu marquants de la même fièvre dans les différents indi-
» vidus et dans les différentes années.

» On s'est donc écrié souvent qu'une cohorte nouvelle de
» fièvres s'était répandue sur la terre, lorsque ce n'était que
» la même fièvre avec de nouveaux accidents. . . (2). »

Du reste, dans l'histoire que Stoll a tracée des différentes fièvres qu'il a observées, nous retrouvons communs à toutes les principaux symptômes de la fièvre typhoïde ; ainsi, dans les fièvres bilieuses, putrides et dans les malignes, il a noté le météorisme du ventre, une diarrhée atonique (page 25, § 2,

---

(1) Stoll, *Médecine pratique,* t. I, p. 203 à 206.
(2) Stoll, *Médecine pratique,* t. II, chap. X, p. 84 et 85.

tome II). Il rapporte qu'à l'ouverture de l'abdomen d'une fille
qui succomba à une fièvre bilieuse maligne, il avait trouvé les
intestins d'une couleur livide, l'épiploon noirâtre et putrifié,
la membrane interne de l'estomac légèrement enflammée vers
le pylore, la vésicule du fiel pleine d'une bile d'une couleur
jaune très intense (tome I, pages 174 et suiv.) C'est cette
bile, d'après Stoll, qui donne à la maladie sa nature maligne et pétéchiale, en enflammant l'estomac et les intestins,
ou en les affectant de nécrose et d'une sorte de gangrène
ou de sphacèle (tome I, page 177).

» Les auteurs de médecine, ajoute-t-il (page 178), ont
» trouvé des lésions de viscères semblables dans les individus
» morts de la fièvre maligne. Spigel dit avoir trouvé les
» intestins grêles, en partie enflammés, en partie sphacélés.
» Il est certain de plus, selon Spigel, Schenk, Van Helmont,
» Diemerbroeck, que des exanthèmes et des charbons sem-
» blables à ceux qu'on observe aux parties externes se ren-
» contrent aussi à l'estomac et à d'autres parties internes. »

Dans la fièvre putride, observée en 1779, les malades
offraient les symptômes qui suivent: tête embarrassée, stupeur, sens hébétés, somnolence, délire taciturne la nuit,
langue sèche, pente au sommeil continuelle, coma, bouche
noire comme de la suie, les yeux entr'ouverts dans le sommeil,
pétéchies d'un beau rose semblables à des tâches de rougeole.
Pouls plus fort, plus dur, plus fréquent, saignement de nez
sans aucun soulagement. La maladie durait deux ou trois
semaines (1).

Dans les mêmes fièvres putrides Stoll note encore le décu-

_____

(1) Stoll, *Médecine pratique*, t. III, p. 93 à 95.

bitus particulier sur le dos, le délire tranquille, le marmotte-
ment, les pétéchies lenticulaires, les selles involontaires, etc.
(Tome III, page 120.)

Dans les fièvres pituiteuses, engourdissement des sens,
stupeur, assoupissement, délire doux, taciturne, marmotte-
ment, surdité, insensibilité, céphalalgie intense, agitation,
délire furieux dans certains cas. (Tome III, page 127.)

Enfin dans la fièvre lente nerveuse, observée en avril et en
mai 1777, il y avait fièvre continue, au début frissons légers,
petites sueurs, quelquefois peau sèche, sale, imperspirable,
rude au toucher ; langue lisse couverte d'un gluten ressem-
blant à de la colle, quelquefois nette mais un peu humide,
rougeâtre ou blanchâtre, desséchée, aride, fendue, brûlée ;
appétit perdu, goût amer, douleurs dans les membres, ar-
deurs d'estomac, de bas-ventre, de poitrine ; altération des
sens, surdité, stupidité, délire de nuit, doux, taciturne, indif-
férence, pesanteur de tête, impossibilité de la soulever, toux
le soir et la nuit avec expectoration épaisse et tenace, abdomen gonflé, douloureux, quelquefois tendu. Dans les cas
graves diarrhée continuelle, amaigrissement, affaiblissement,
forces entièrement perdues, peau sèche rugueuse. Eruptions
miliaires blanches ou rouges plus ou moins abondantes (1).

Les faits que nous venons de citer, empruntés aux ouvrages
de Stoll et de Sydenham ne laissent aucun doute sur l'identité
des fièvres graves qu'ils ont observées avec les fièvres ty-
phoïdes de nos jours. Mais on pourrait arguer de l'absence
d'autopsies dans la plupart des faits que nous avons rapportés,
que *trompés par une certaine analogie de quelques symptômes*

---

(1) Stoll, *Médecine pratique*, t. II, p. 36 et suiv.

nous avons confondu, avec la fièvre typhoïde, des maladies dont les lésions et par suite la nature seraient différentes. L'examen d'ouvrages plus récents mais antérieurs à l'influence possible du vaccin, dans lesquels des recherches anatomico-pathologiques sérieuses ont été faites, va nous permettre de ne pas laisser même cette dernière ressource à nos adversaires.

Au commencement du dix-neuvième siècle, les fièvres étaient encore rangées par Pinel sous les noms de fièvres inflammatoires, fièvres pituiteuses ou muqueuses, fièvres putrides ou adynamiques, fièvres malignes ou ataxiques, et il était si loin de croire à l'identité de ces différentes fièvres que ne sachant où ranger la fièvre entéro-mesentérique nouvellement décrite par Petit et Serres (1), il la regardait comme une entérite d'une nature particulière et proposait d'en renvoyer l'étude à l'histoire des Phlegmasies (2). Des désignations semblables étaient employées par tous les médecins d'alors qui, comme Pinel, divisaient les fièvres en plusieurs classes.

En 1804, à une époque où la Vaccine commençait seulement à se propager et où les malades ne pouvaient avoir subi son influence, Prost, dans un ouvrage intitulé *Médecine éclairée par l'observation et l'ouverture des corps* (3), rapporte un grand nombre d'observations recueillies dans les services de Bayle, Pinel, Beauvais, Gastaldy, Lanefranque et Dumond, à la Charité, à la Salpétrière, à Bicêtre et à Charenton. Dans ces observations de maladies auxquelles Prost donne

(1) Petit et Serres, *Traité de la fièvre entéro-mesentérique*, Paris, 1813.
(2) Pinel, *Nosographie philosophique*, Paris, 1818, p. 416, t. I.
(3) Paris, Demonville, an XII, 1804.

les noms de fièvres ataxiques, adynamiques, muqueuses, nerveuses, ataxo-adynamiques, gastro-ataxiques, etc., il signale toujours l'existence de lésions intestinales.

Dans sa septième observation sur un jeune homme de vingt-sept ans, mort de fièvre gastro-ataxique et adynamique, il note qu'à trois pouces de la valvule iléo-cœcale on rencontrait des plaques où l'intestin grêle était épaissi; la membrane muqueuse était molle dans leur étendue, ce qui indiquait des ulcérations qui avaient eu lieu dans ces diverses places; celle qui touchait à la valvule présentait un lacis, comme de la dentelle, qui remplaçait l'état naturel sans excoriation. (Tome I, page 44).

Dans d'autres cas il indique : des excoriations de l'appendice cœcal, occupé en partie par une matière puriforme et un aphte large se trouvant à son ouverture (tome I, Observ. XIII, page 83); vers le milieu de l'iléon des ulcérations dont la couleur était violette et l'aspect luisant, dans l'étendue de chacune d'elles, les trois tuniques étaient affectées, épaissies et plus fermes. On reconnaissait une partie de ces ulcérations par des tâches rouges qui se remarquaient sur le péritoine et qui ne s'étendaient pas au-delà de l'espace qu'elles comprenaient; elles étaient d'autant plus abondantes que l'on examinait plus près de la valvule cœcale (tome I, Observ. XIV, *Fièvre gastro-ataxique et adynamique*, page 90). La membrane muqueuse de l'iléon phlogosée dans l'étendue d'environ quatre pouces, dans la dernière portion de cet intestin, y offrait diverses places ulcérées, molles et annonçant une phlogose qui dégénère ou s'éteint (tome I, Observ. XVIII, *Fièvre gastro-ataxique et adynamique*, p. 117). L'iléon offrait beaucoup de surfaces lisses, un peu rouges, avec épaississement de l'intestin, annonçant des ulcérations qui avaient cessé d'avoir lieu (tome I, Observ. XIX, page 123).

La vingtième observation est celle d'un homme de quarante-sept ans qui a succombé à une fièvre gastro-ataxique et adynamique; on trouva à l'autopsie de nombreuses ulcérations dans l'iléon. Les plus grandes de ces ulcérations avaient plus de dix-huit lignes de longueur, les plus petites n'affectaient que la membrane muqueuse et n'étaient point visibles au-dehors du péritoine. Près la valvule cœcale la membrane interne était complètement ulcérée (tome I, page 128).

Chez un jeune homme de seize ans mort d'un catharre du pharynx et du larynx, de fièvre ataxique et adynamique, l'iléon présentait plusieurs ulcérations peu vermeilles, la valvule cœcale était épaissie et excoriée du coté du cœcum (tome I, Observ. XXIII, page 149). Chez un homme de vingt-deux ans l'iléon était rempli d'excoriations d'un rouge peu vif, ne comprenant que la membrane interne qui était fort épaissie ; il y avait des ulcérations au cœcum, les glandes du mésentère étaient un peu volumineuses et molles (tome I, Observ. XXIV, pages 152 et 153).

Des lésions intestinales décrites d'une manière tout-à-fait semblable et consistant dans des ulcérations qui siégeaient à la fin de l'intestin grêle et sur la valvule iléo-cœcale; d'autant plus nombreuses qu'on se rapprochait de cette valvule; avec coloration rouge, ardoisée, livide, grisâtre; étendues tantôt à une seule, tantôt à plusieurs des tuniques de l'intestin, sont encore signalées par Prost dans le second volume de ses recherches. Il les décrit dans les observations XLII (page 11), XLV (page 32), XLVI (page 36), XLIX (page 58), LXIV (page 170), LXVII (page 193), LXIX (page 211), LXX (page 218) et LXXVI (page 260), sur des sujets âgés de seize à quarante-sept ans, morts à la suite d'affections qu'il désigne par les noms de fièvres ataxiques, gastro-ataxiques, adynamiques, muqueuses et nerveuses.

Prost, dans la partie de son livre intitulée *Introduction,* a formulé les réflexions que lui a suggérées l'examen des faits recueillis ; parmi ces réflexions nous trouvons les considérations suivantes :

« Les fièvres muqueuses, gastriques, ataxiques, adyna-
» miques , ont leur siége dans la membrane muqueuse des
» intestins ; elles résultent des altérations diverses de cette
» membrane, des moyens qui les produisent et les entre-
» tiennent (1).

» Le cerveau peut sans doute éprouver des désordres pro-
» venant des phlogoses qui ont lieu dans sa substance ou ses
» membranes, mais ce n'est point à ces affections que sont
» dues les fièvres ataxiques : l'altération organique qui leur
» donne lieu consiste dans l'inflammation de la membrane
» interne des intestins, avec ou sans excoriation. » Et il
ajoute dans une note : « J'ai fait l'ouverture de plus de deux
» cents cadavres de personnes mortes dans le cours des
» fièvres ataxiques, et j'ai constamment observé l'inflamma-
» tion de cette membrane intestinale, très vive après des
» symptômes violents, faible dans les tempéraments déli-
» cats (2).

» Un même principe préside aux fièvres muqueuse, bi-
» lieuse, ataxique et adynamique ; leurs causes sont les
» mêmes (3).

---

(1) Prost, ouvrage cité. Introduction, § 27, page XXIII.
(2) Prost, ouvrage cité. Introduction, § 53, p. LV et LVI.
(3)   Id.   Id.   § 64, p. CC.

» Le trouble des organes de la digestion est commun à
» ces maladies (fièvres muqueuses, bilieuses, ataxiques et
» adynamiques), mais il diffère beaucoup suivant leurs
» causes et l'intensité des altérations ; il est indiqué par la
» blancheur de la base de la langue, sa fermeté, le dévelop-
» ment de ses papilles, des sillons que l'on voit fréquemment
» à sa surfáce ; par l'enduit blanc, jaunâtre ou noirâtre, qui
» la recouvre quelquefois, par sa chaleur variable ; par la
» soif, le mauvais goût de la bouche, le désordre de l'appétit
» et de la digestion ; par celui qui a lieu dans les évacuations
» de l'anus et de l'urètre, par les borborygmes, par l'affais-
» sement et le changement variable du volume du ventre ;
» les céphalalgies, la chaleur de la peau, les érysipèles
» simples ou phlegmoneux, des boutons qui se déplacent
» souvent, sont, ainsi que le malaise des extrémités, les
» signes qui accompagnent et indiquent les désordres des or-
» ganes abdominaux (1). »

Les citations qui précèdent sont du plus haut intérêt ; elles
montrent combien Prost était près de regarder les fièvres
graves, alors rangées sous des noms si multipliés et si différents, comme une seule et même maladie ; il avait saisi leur
liaison, trouvé leurs symptômes communs. Au point de vue
particulier qui nous occupe, ces mêmes citations prouvent
que déjà avant 1804, c'est-à-dire à une époque antérieure
pour beaucoup de faits observés à la découverte de la Vaccine,
et certainement à un moment où celle-ci ne peut être accusée
de les avoir produites, les fièvres continues étaient fréquentes
et sévissaient surtout sur les jeunes gens.

---

(1) Prost, ouvrage cité. Introduction, § 64, p. ccii et cciii.

Les savantes recherches de M. Louis et de M. Bretonneau ont étendu et élucidé les faits entrevus par Prost, en ont démontré la généralité et ont eu pour résultat la réunion, sous la dénomination commune de fièvre typhoïde, des fièvres graves qui toutes ont une lésion anatomique commune, pathognomonique, l'altération des plaques de Peyer.

Nous ne suivrons pas le docteur Villette de Terzé dans le parallèle qu'il établit entre la Variole et la fièvre typhoïde ; celle-ci n'étant pour lui qu'une répercussion de la Variole, qu'une *Variole retournée*. La prétendue analogie qu'il essaie de trouver entre les pustules varioliques et les lésions intestinales de la fièvre typhoïde n'a rien de fondé, et les raisons sur lesquelles il s'appuie ne sont pas sérieuses, même dans la forme qu'il leur donne. Malheureusement, et de nombreux exemples le démontrent tous les jours, la Petite Vérole n'exclut pas la fièvre typhoïde.

Malgré le nom d'angine varioleuse, sous lequel ils désignent le croup, nous ne croyons pas que nos adversaires aient eu la prétention d'en faire une maladie nouvelle ; ce n'est là qu'une de ces maladies anciennes devenues plus fréquentes, plus graves, plus meurtrières ; ils auraient dû ajouter mieux étudiées, mieux connues ; en effet, si des épidémies fréquentes, si des cas isolés nombreux de croup sont signalés aujourd'hui, il est permis de penser que cela ne tient pas seulement à une fréquence plus grande de la maladie, mais aussi à ce que les progrès d'une science nouvelle, l'anatomie pathologique, à ce que les travaux si remarquables de MM. Bretonneau, Guersant, Trousseau, etc., ont permis d'établir les signes certains de cette affection, jusque-là mal décrite et confondue avec d'autres maladies. La fréquence plus grande de l'angine diphthéritique et de la laryngite pseudo-membraneuse fut-elle complètement démontrée ; il faudrait encore prouver qu'elle résulte de l'influence de la Vaccine ; et là, des allégations plus ou moins audacieuses ne suffisent pas, des faits patents, des observations concluantes sont nécessaires.

La destruction de la Variole a donné une énergie nouvelle a bien d'autres affections ; de quoi le vaccin n'est-il pas coupable ! les scrofules, le cancer, les affections du cerveau, de la moelle épinière, la phthisie pulmonaire en sont de déplorables conséquences. Pour cette dernière maladie M. Verdé-Delisle ne se borne plus à l'expression de sa conviction, il apporte des faits destinés à la justifier et à la faire partager. Nous pourrions bien demander que, dans un ouvrage destiné aux académies et aux médecins, l'auteur n'ait pas reculé devant l'exposition complète, détaillée, précise, des symptômes de tuberculisation pulmonaire chez les sujets qu'il proclame avoir été guéris par l'action bienfaisante de la Petite Vérole. Mais non, nous respecterons chez notre adversaire une foi qui a été assez aveugle pour lui permettre de faire contracter la Variole à son fils parvenu, c'était sa conviction, à une période avancée de la phthisie pulmonaire ; et tout en le félicitant du succès qu'il croit avoir obtenu, nous nous garderons bien de suivre un pareil exemple. Les faits malheureusement ne laissent pas de doute ; des observations multipliées de phthisiques succombant à la suite d'une Petite Vérole qui n'a fait que hâter la terminaison fatale, de tuberculisation des poumons survenant chez des personnes marquées des traces indélébiles de la Variole, ont prouvé et prouvent tous les jours combien sont peu fondées les prétentions des détracteurs de la Vaccine.

Enfin, nous disent les admirateurs de la Petite Vérole : « L'espèce humaine dégénère, aux puissantes races des

8

» siècles passés a succédé une génération maigre, petite,
» chétive, chauve, myope, dont le caractère est triste, l'ima-
» gination séche, l'esprit pauvre. » . . . . . Voilà
de terribles accusations ! rien n'a échappé à l'action désas-
treuse de la Vaccine, les cheveux eux-mêmes n'ont pu résister
à une si redoutable influence ! Mais cependant au lieu de vivre
de vingt à vingt-trois ans, comme les puissantes races des
siècles passés, notre génération chétive vit maintenant de
quarante-trois à quarante-quatre ans (1).

Nous avons l'imagination sèche, l'esprit pauvre, et néanmoins le monde se repose à peine d'une découverte, qu'une
autre surgit plus brillante et plus complète. La marche de
l'esprit humain ne s'est point ralentie depuis la fin du dernier
siècle et dans l'ordre intellectuel, comme dans l'ordre moral
et politique, les pensées élevées, les aspirations généreuses
éclatent et cheminent parmi nous.

Loin de nous de dénier aux siècles passés leur valeur, et
de vouloir les rabaisser au profit de notre temps, mais sommes
nous déshérités de toute gloire, de tout mérite. A côté d'un
élan scientifique et industriel, inconnu aux époques qui nous
ont précédé, les arts, la littérature, la philosophie, sont-ils
tombés si bas que nous ayions à en rougir. Le développement
intellectuel des masses, puissamment aidé par l'impulsion de
ceux dont la mission est de veiller aux destinées des peuples,
l'emporte de beaucoup sur celui des âges précédents, et à
mesure que l'instruction se répand, les idées s'agrandissent,
les passions nobles s'exaltent, le sens moral s'étend.

Inférieurs sous quelques rapports à nos ancêtres nous les

----

(1) Moreau de Jonnès, *Eléments de statistique*, Paris, 1856, p. 256.

dépassons à d'autres points de vue, et l'humanité continue à marcher dans les voies du progrès et de la lumière.

Il est triste de voir, nous ne savons dans quel but, des hommes calomnier ainsi leur époque !

, Du reste, nous le répétons en terminant notre travail, si ces accusations ont eu pour tendance l'éclat et la renommée qu'obtiennent quelquefois la négation et le paradoxe, elles ont complètement manqué leur but. Les cinq ou six adversaires du vaccin sont restés isolés, ils n'ont pas fait de prosélytes ; leurs ouvrages peu accueillis des gens du monde n'ont pu éloigner les populations de la Vaccine, et Jenner garde sa place parmi les bienfaiteurs de l'humanité.

En résumé, nous nous sommes proposé seulement, en entreprenant ce travail, d'analyser, aussi brièvement que possible, les documents sur la connaissance desquels repose notre confiance en la Vaccine, et en les réunissant sous une forme abrégée, de permettre à nos lecteurs d'asseoir leur opinion sur des faits précis et incontestables.

Loin d'avoir existé de tout temps et partout, d'être une nécessité pour l'espèce humaine, la Petite Vérole, au contraire, est une maladie dont l'apparition dans l'histoire de la médecine ne date que du sixième siècle de notre ère. Elle n'a envahi le monde que successivement, et ne s'est montrée dans aucune région du globe qu'après y avoir été directement transportée, par contagion, à des époques et dans des conditions connues et déterminées.

Maladie essentiellement virulente et contagieuse, la Petite

Vérole a longtemps épouvanté l'univers par de cruels et périodiques ravages, au point que, fatigués d'efforts inutiles, désespérant de limiter ses épidémies, les médecins s'étaient bornés à en diminuer la gravité par la pratique de l'Inoculation, quand, dans les dernières années du dix-huitième siècle, la découverte de la Vaccine vint leur donner l'espérance de voir enfin disparaître un si redoutable fléau. Si cette espérance, conçue dans l'enthousiasme des premiers moments, n'a point été complètement justifiée par les faits, la Petite Vérole, devenue beaucoup plus rare, a du moins été profondément modifiée et amoindrie.

Nous avons montré enfin que, malgré les vains efforts d'hommes égarés par des opinions que le bon sens et l'expérience se sont chargés de réfuter à l'avance, la Vaccine, avec ses imperfections, ses défaillances même, est restée et restera toujours une pratique salutaire, une digue puissante opposée à une des plus effrayantes maladies qui menacent l'espèce humaine.

Les difficultés, nées de ces imperfections, de ces défaillances, ne sont pas insurmontables, et, selon l'expression d'un des hommes les plus compétents en cette matière, c'est *à la Vaccine elle-même que nous devons demander le remède aux faiblesses de la Vaccine.*

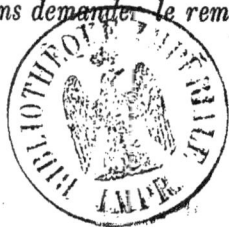

TABLE DES MATIÈRES.

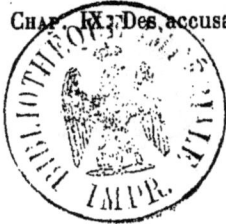

AMIENS. IMP. DE LENOEL-HERGUART.

www.ingramcontent.com/pod-product-compliance
Lightning Source LLC
Chambersburg PA
CBHW032322210326
41519CB00058B/5209